# 临床常见皮肤病诊断与治疗

编著　郭秀丽　率艳珍　王　涛　郭慧娟
王喜钟　董　艳　王卫华　李嘉伦

吉林科学技术出版社

**图书在版编目（CIP）数据**

临床常见皮肤病诊断与治疗 / 郭秀丽等编著. 长春:吉林科学技术出版社，2024. 8. --ISBN 978-7-5744-1664-2

Ⅰ. R751

中国国家版本馆CIP数据核字第2024PR9146号

临床常见皮肤病诊断与治疗

| | |
|---|---|
| 编　　著 | 郭秀丽　等 |
| 出 版 人 | 宛　霞 |
| 责任编辑 | 黄玉萍 |
| 封面设计 | 济南睿诚文化发展有限公司 |
| 制　　版 | 济南睿诚文化发展有限公司 |
| 幅面尺寸 | 170mm×240mm |
| 开　　本 | 16 |
| 字　　数 | 202 千字 |
| 印　　张 | 11.75 |
| 印　　数 | 1~1500 册 |
| 版　　次 | 2024 年 8 月第 1 版 |
| 印　　次 | 2024 年12月第 1 次印刷 |
| 出　　版 | 吉林科学技术出版社 |
| 发　　行 | 吉林科学技术出版社 |
| 地　　址 | 长春市福祉大路5788 号出版大厦A 座 |
| 邮　　编 | 130118 |
| 发行部电话/传真 | 0431-81629529　81629530　81629531　81629532　81629533　81629534 |
| 储运部电话 | 0431-86059116 |
| 编辑部电话 | 0431-81629510 |
| 印　　刷 | 廊坊市印艺阁数字科技有限公司 |
| 书　　号 | ISBN 978-7-5744-1664-2 |
| 定　　价 | 69.00 元 |

# Editorial Committee 编委会


**主　编**

郭秀丽　率艳珍　王　涛　郭慧娟

王喜钟　董　艳　王卫华　李嘉伦

**副主编**

姚　乐　廖荣志　潘　靖　李传荣

刘晶晶　毛海燕　袁春英

**编　委**（按姓氏笔画排序）

王　涛（济南市历下区人民医院）

王卫华（山西省芮城县中医院）

王琳琳（胜利油田中心医院）

王喜钟（龙口市城市社区卫生服务中心）

毛海燕（山东省泰山医院）

方　勇（湖北医药学院附属十堰市人民医院）

刘艳萍（荆楚理工学院附属中心医院/荆门市人民医院）

刘晶晶（鱼台县人民医院）

李传荣（宜昌前卫医疗美容门诊有限公司）

李嘉伦（武汉皮可力医疗美容诊所有限公司）

肖　文（柳州市工人医院）

姚　乐（新疆医科大学附属中医医院）

袁春英（东营市人民医院）

郭秀丽（山东省曲阜市中医院）

郭慧娟（梁山县中医院）

率艳珍（济宁市金乡县司马镇卫生院）

董　艳（菏泽曹州医院）

曾丹丽（荆楚理工学院附属中心医院/荆门市人民医院）

廖荣志（中山市坦洲人民医院）

潘　靖（北京积水潭医院）

# 前言 FOREWORD

皮肤是人体表面积最广、位置最浅、功能最复杂、发病率最高、影响容貌最明显的组织和器官，一旦发生病变，就可影响全身。如损及体内重要器官，还会危及生命。随着人们的健康意识和对疾病认知水平的不断提高，皮肤病不再是无足轻重的“疥癣小疾”，反而因为患者众多且严重影响身心健康，逐渐成为公众关注的重大健康问题。皮肤病现已高达6 000余种，人群患病率也在逐渐增长。因此，临床对于皮肤病科从业医师的要求也越来越高，不仅要求他们要有高度的责任心与高尚的医德，还要求他们必须具备精湛的诊疗技术。为了及时普及最新的研究治疗成果，丰富皮肤病科临床医师的诊疗技术与手段，编者们总结了自身多年临床工作经验，参考了大量最新文献资料，编写了《临床常见皮肤病诊断与治疗》一书。

本书首先对皮肤病的相关基础知识进行了简单说明，包括皮肤的免疫作用、皮肤科的常用治疗；然后介绍了临床常见皮肤疾病的诊治，包括物理性皮肤病、虫媒性皮肤病、变态反应性皮肤病等；最后对皮肤病的中医诊疗进行了简单阐述。本书秉承“科学”“实用”“精练”的原则，理论和实践并重，汇集了近年来皮肤病学的发展成果，涵盖了常见皮肤病的先进诊疗理论与方法，是一部比较全面的皮肤病诊疗方面的著作。对于皮肤科医务工作者处理相关问题具有一定的参考价值，也可作为各基层医师和医务工作者学习之用。

由于编者的水平有限，而且现代医学的发展日益更新，书中难免有疏漏或者不足之处，敬请广大读者批评与指正。

《临床常见皮肤病诊断与治疗》编委会

2024年1月

# 目录 CONTENTS

# 第一章

# 皮肤的免疫作用

## 第一节 皮肤免疫学基础

免疫学是研究机体免疫系统组织结构和生理功能的科学。免疫系统的主要生理功能是识别和区分“自己”与“非己”成分，通过免疫应答，对“非己”成分进行排斥和破坏，对“自己”成分形成免疫耐受，维持机体自身稳定。

### 一、免疫系统组成

免疫系统由免疫器官、免疫细胞和免疫分子组成。免疫器官，可分为中枢免疫器官和周围免疫器官（见表 1-1）。

表 1-1 免疫系统的组成

| 免疫器官 | | 免疫细胞 | 免疫分子 | |
|---|---|---|---|---|
| 中枢 | 周围 | | 膜型分子 | 分泌型分子 |
| 胸腺 | 脾脏 | 干细胞系 | T 细胞抗原识别受体 | 免疫球蛋白分子 |
| 骨髓 | 淋巴结 | 淋巴细胞系 | B 细胞抗原识别受体 | 补体分子 |
| 法氏囊 | 黏膜免疫系统 | 单核巨噬细胞系 | 白细胞分化抗原 | 细胞因子 |
| （禽类） | 皮肤免疫系统 | 其他免疫细胞 | 主要组织相容性分子 | |
| | | | 其他受体分子 | |

#### （一）中枢免疫器官

中枢免疫器官又称一级免疫器官，是免疫细胞增殖、发育、分化和成熟的场所，对外周免疫器官的发育起主导作用。

1.骨髓

骨髓是各种免疫细胞的发源地，含有强大分化潜力的多能干细胞，能分化为髓样干细胞和淋巴干细胞，前者分化发育成红细胞系、粒细胞系、单核/巨噬细胞系和巨核细胞系；后者分化发育成淋巴细胞。哺乳动物和人类的骨髓还是非T淋巴细胞（如B细胞、K细胞及NK细胞等）发育成熟的场所。

另外，骨髓是抗体产生的主要部位。抗原再次刺激机体后，活化的记忆B细胞一部分在外周免疫器官对该抗原快速应答，产生抗体；另一部分则迁移至骨髓，进一步增殖分化为浆细胞，持久、大量地合成并分泌抗体，为血清抗体的主要来源。

2.胸腺

胸腺是T细胞增殖、分化、成熟的主要器官。胸腺皮质中聚集大量的来源于骨髓前T细胞增殖形成的不成熟T细胞，这些不成熟T细胞经阳性选择和阴性选择，最终分化发育成熟为T细胞，迁移至外周淋巴器官或组织。

3.法式囊

法式囊是禽类特有器官，位于泄殖腔的后上方，是鸟类B细胞分化发育成熟的场所。在哺乳动物中起类似作用的是胚肝和骨髓。

**（二）外周免疫器官**

1.淋巴结

广泛分布于淋巴通道。淋巴结实质分为皮质和髓质，皮质浅区是B细胞主要定居地，大量B细胞聚集形成淋巴滤泡，皮质深区是T细胞主要定居地；髓质中有散在的淋巴细胞、大量的巨噬细胞及树突状细胞。淋巴结是特异性免疫应答发生的基地。

2.脾脏

人体最大的淋巴器官，是血液过滤器官，分为白髓和红髓。白髓是淋巴细胞聚集的部位：中央小动脉周围的淋巴鞘是T细胞的定居区，白髓中的淋巴小结是B细胞的定居区；红髓的髓索中含有大量的B细胞及树突状细胞和巨噬细胞。

3.黏膜相关淋巴组织

分布在呼吸道、消化道及生殖道黏膜下和眼结膜、扁桃体中。这些淋巴组织往往聚集或融合成片，或者形成淋巴小结。

4.皮肤相关淋巴组织

包括皮肤Langerhans细胞、真皮树突细胞、树突状表皮T细胞、微血管内皮细胞、角质形成细胞、皮肤T淋巴细胞和肥大细胞等。

**（三）免疫细胞**

免疫细胞泛指所有参与免疫应答和免疫反应的细胞，包括T细胞、B细胞、

K 细胞、NK 细胞、单核巨噬细胞、树突状细胞、粒细胞、内皮细胞和红细胞等。

1.T 细胞

T 细胞即胸腺依赖性淋巴细胞，由前 T 细胞进入胸腺后分化发育而成。胚肝或骨髓中的前 T 细胞受胸腺上皮分泌的胸腺趋化因子作用开始增殖分化。增殖过程中，TCRαβ 基因发生重排，细胞表面表达的 TCRαβ 若能够识别胸腺皮质上皮细胞表达的 MHC-Ⅰ类或 MHC-Ⅱ类分子，则可以继续发育，否则发生凋亡(阳性选择)；继续发育的 T 细胞若能够识别(结合)胸腺中的巨噬细胞和树突状细胞表面与 MHC-Ⅰ类或 MHC-Ⅱ类分子结合的自身抗原，则发生凋亡或产生自身耐受，不能识别自身抗原-MHC 分子复合物的 T 细胞-则继续发育为成熟的 T 细胞(阴性选择)，迁出胸腺。成熟的 T 细胞根据其表型和功能可分为两个亚群：$CD_4$ 阳性辅助性 T 细胞和 $CD_8$ 阳性细胞毒性 T 细胞。

2.B 细胞

B 细胞即骨髓依赖性淋巴细胞或囊依赖性淋巴细胞，由前 B 细胞在骨髓或法氏囊(鸟类)分化发育而来。在增殖分化过程中，其免疫球蛋白基因发生重排，形成能够结合各种抗原的不同的 B 细胞克隆，发育过程中能够结合自身抗原的 B 细胞克隆因过早与抗原结合而发生克隆流产或者处于受抑制状态，其余的 B 细胞克隆发育成熟。成熟的 B 细胞可以在周围淋巴器官中接受抗原刺激而活化，再次增殖分化成能够合成和分泌抗体的浆细胞，少部分活化的 B 细胞分化为记忆 B 细胞。

3.K 细胞

K 细胞来源于骨髓，是一类具有杀伤作用的淋巴细胞，细胞膜上有 FcγR，只能杀伤被抗体覆盖的靶细胞，即凡是结合了抗体的靶细胞均可被杀伤。

4.NK 细胞

NK 细胞来源于骨髓，可直接杀伤靶细胞，既不需经抗原刺激，也不需抗体参与，其识别靶细胞的过程与其表面的淋巴细胞功能相关抗原-1(LFA-1)、靶细胞表面的细胞间黏附分子-1(ICAM-1)有关。具有抗肿瘤、抗感染及免疫调节等作用，还参与自身免疫性疾病和超敏反应的发生。

5.单核巨噬细胞

单核巨噬细胞来源于骨髓，在血液中为单核细胞，移行入组织器官后发育成为巨噬细胞。在非特异性免疫中，单核巨噬细胞可直接吞噬消除各种异物，在特异性免疫应答中，作为抗原呈递细胞参与抗原的摄取、加工和处理，提呈抗原激发免疫应答；作为效应细胞参与杀伤、清除异物，并具有免疫调节作用。

6.树突状细胞

树突状细胞来源于骨髓,移行至不同部位有不同的名称。定位于淋巴滤泡的称为滤泡树突状细胞;定位于淋巴组织胸腺依赖区的称为并指状细胞;定位于表皮和胃肠上皮层内的称为 Langerhans 细胞;分布于输入淋巴管内的称为隐蔽细胞。这类细胞表面有许多树枝状突起,核不规则。树突状细胞是免疫反应中的主要抗原呈递细胞,其功能是摄取和处理抗原,并将抗原信息呈递给淋巴细胞。近年来研究表明,只有树突状细胞才能够激活初始型 T 细胞。

7.粒细胞

包括中性粒细胞、嗜酸性粒细胞、嗜碱性粒细胞及由嗜碱性粒细胞移行入组织后发育成的肥大细胞。它们参与非特异性免疫,发挥清除微生物及坏死组织的作用,在特异性免疫中作为效应细胞参与抗感染及超敏反应。

8.内皮细胞

细胞表面表达 MHC-Ⅱ类分子,可与 Th 细胞相互作用呈递抗原,在介导迟缓型超敏反应中发挥重要作用。

9.红细胞

表面有补体受体(C3bR),具有免疫黏附作用,参与免疫复合物的清除,增强吞噬作用。

## (四)免疫分子

1.免疫球蛋白

免疫球蛋白是具有抗体活性或化学结构上与抗体相似的球蛋白,由浆细胞合成。人体免疫球蛋白分为五大类:IgG、IgA、IgM、IgD 和 IgE。抗体属于免疫球蛋白,机体内的抗体具有千变万化的特异性,分别对应于自然界中的多种多样的抗原,这种抗体的多样性源于多样性的 B 细胞克隆。

2.补体分子

补体分子是指存在于人和脊椎动物血液和组织液中的一组限制性蛋白水解分子,有 30 多种;补体分子多数由肝细胞、巨噬细胞及肠黏膜上皮细胞产生。根据其成分和功能不同,可将它们分为三组:①补体系统固有成分,有 14 种蛋白,即 C1(C1q、C1r、C1s)、C2、C3、C4、C5、C6、C7、C8、C9、B 因子、D 因子和 P 因子,参与补体的活化及形成效应介质;②补体调节与控制分子,包括 C1 抑制物、C4 结合蛋白、H 因子、I 因子、S 蛋白和 C8 结合蛋白;③补体受体分子,有 C1q 受体及 CR1、CR2、CR3、CR4 及 C3a 和 C5a 受体等。通常,补体的固有成分以非活性状态存在,当其被激活后,表现出各种生物学活性(细胞毒作用、调理作用、免疫黏附、中和病毒、过敏毒素、趋化作用等)；调节与控制分子可分别抑制和灭活特定的补体成分，控制补体适度活化，防止活化失控而损伤组织；补体受体是补体系统完成调理作用和免疫黏附等作用的桥梁。

3.细胞因子

细胞因子指由活化的免疫细胞和某些基质细胞分泌的、介导和调节免疫的、炎症反应的小分子多肽。细胞因子种类繁多，包括介导白细胞间相互作用的白细胞介素，IL-1、IL-2、IL-3、IL-4、IL-5、IL-6、IL-7、IL-8、IL-9……IL-20；干扰素，IFN-α、IFN-β、IFN-γ；肿瘤坏死因子，TNF-α、TNF-β；集落刺激因子，GM-CSF、M-CSF、G-CSF、EPO 等；以及转化生长因子 β(TGF-β)、表皮生长因子(EGF)、血小板衍生的生长因子(PDGF)等。大多数细胞因子通过旁分泌或自分泌的形式发挥效应；细胞因子间可以相互诱生、相互影响、相互调节，形成网络，参与调节机体的免疫应答和炎症反应。

4.黏附分子

黏附分子是一类介导细胞与细胞、细胞与细胞外基质间黏附作用的膜表面糖蛋白。黏附分子亦有许多种类，分属选择素家族(例如选择素 E、选择素 P、选择素 L)、整合素家族(例如淋巴细胞功能相关抗原：极迟抗原 1、极迟抗原 2、极迟抗原 3、极迟抗原 4、极迟抗原 5、极迟抗原 6 等)、免疫球蛋白超家族(例如细胞间黏附分子 1、细胞间黏附分子 2、细胞间黏附分子 3)和钙黏附素家族(钙黏附素 E、钙黏附素 N、钙黏附素 P)等。黏附分子以配体-受体相对应的形式参与免疫细胞的发育和分化、免疫应答和调节、炎症反应以及淋巴细胞再循环等生理和病理过程。在患某些疾病时，黏附分子表达增加，使血液中可溶性黏附分子水平升高明显，可作为检测某些疾病的指标。

5.T 细胞受体(TCR)

T 细胞受体是 T 细胞识别蛋白质抗原的特异性受体，不同的 T 细胞克隆其抗原受体的分子结构各不相同。大多数 T 细胞的 TCR 分子是由 α、β 两条链组成的异二聚体-TCRαβ，少数为 TCRγδ，每条链的膜外区包括可变区和稳定区，在 T 细胞发育分化过程中，两条链的基因重排，形成了其识别不同抗原分子的特异性。TCR 与膜分子 $CD_3$ 形成 TCR-$CD_3$ 复合物，共同完成抗原信息识别并传递入细胞内。

6.B 细胞抗原受体(BCR)

B 细胞抗原受体指 B 细胞表面镶嵌于细胞膜类脂质分子中的免疫球蛋白，又称为膜表面免疫球蛋白，为单体的 IgM 和 IgD，少数同时带有 IgM、IgD、IgG

和 IgA 或 IgE。BCR 能特异性地识别游离抗原，其识别的表位是构象决定簇。BCR 是 B 细胞特有的表面标记，可用荧光标记的抗免疫球蛋白抗体来鉴别 B 细胞。

7.白细胞分化抗原

白细胞分化抗原是指白细胞（包括血小板、血管内皮细胞）在正常分化成熟的不同谱系和不同阶段以及活化过程中出现的细胞表面标记。人类白细胞分化抗原统一用分化群（CD）序号表示，例如 $CD_2$、$CD_3$、$CD_4$、$CD_8$ 等。白细胞分化抗原参与免疫应答过程中免疫细胞的相互识别，免疫细胞的抗原识别、活化、增殖及分化，还参与炎症反应、细胞的迁移及造血细胞的分化和造血过程的调控等生理和病理过程。

8.主要组织相容性分子

主要组织相容性分子又称人类白细胞抗原（HLA），由 HLA 基因群编码，已经识别的有200 多种，分为MHC-Ⅰ、MHC-Ⅱ、MHC-Ⅲ三类。Ⅰ类分子广泛分布于体内各种有核细胞表面，包括血小板和网织红细胞，由多肽链 α、β 组成，β 链非 HLA 基因编码，其功能是稳定Ⅰ类分子的结构，α 链包含多态性的抗原肽段结合区，可结合 8～10 个氨基酸残基。Ⅱ类分子主要表达在某些免疫细胞表面，如 B 细胞、单核巨噬细胞、树突细胞和活化的 T 细胞等。Ⅱ类分子由两条以非共价键连接的多肽链 α 链、β 链组成，两条多肽链结构基本相似，多态性的抗原肽段结合区由 α 链、β 链的片段共同组成，可结合约 14 个氨基酸残基。Ⅲ类分子主要是几种补体分子。MHC-Ⅰ、MHC-Ⅱ分子的主要作用是：约束免疫细胞间的相互作用-MHC 限制性，即具有同一 MHC 表型的免疫细胞间才能有效地相互作用，参与抗原的处理及呈递。

## 二、免疫应答

免疫应答是指机体受抗原刺激后，体内抗原特异性淋巴细胞对抗原分子的识别、活化、增殖、分化或失去活性潜能，并表现出一定生物学效应的过程。特异性淋巴细胞对抗原的识别能力，是在遗传基因控制下和个体发育过程中形成的，因此免疫应答实质上是抗原选择性地作用于其相对应的淋巴细胞克隆，从而触发相应淋巴细胞发生一系列变化并产生免疫效应的生理过程。免疫应答的基本生物学意义是保护机体免受抗原异物的侵袭。但在病理情况下，免疫应答可对机体造成损伤，如超敏反应和自身免疫性疾病。

### （一）免疫应答的场所

外周淋巴器官，特别是淋巴结和脾脏是免疫应答产生的主要场所，其次是骨髓和肝脏。通过皮肤和黏膜进入机体的抗原，一般先经过淋巴循环进入淋巴结，直接进入血流的抗原则被滞留于脾脏、肝脏或骨髓，这些抗原被淋巴结髓窦和脾脏移行区中的抗原呈递细胞（APC）摄取、处理，抗原表位被表达于 APC 表面。此时，通过淋巴细胞再循环进入淋巴器官的成熟 T 细胞和 B 细胞与 APC 膜上的抗原接触后，被活化并滞留于该淋巴器官内增殖和分化为效应细胞。接受抗原刺激的淋巴器官往往出现肿大，这是因为特异性的淋巴细胞出现克隆增殖，活化的 T 细胞和B 细胞释放出各种细胞因子，可吸引巨噬细胞、粒细胞聚集，并能引起局部血管扩张，出现组织水肿。肿大的淋巴器官在免疫应答消退后才逐渐恢复到原来大小。

**(二)免疫应答的基本过程**

免疫应答是一个相当复杂的过程，有多种免疫细胞和免疫分子参与，并在遗传、免疫网络、神经和内分泌等严密调控下进行，其中的许多环节尚不清楚。为便于理解，人为地将其分为感应阶段、增殖分化阶段以及效应阶段，这三个阶段紧密相连，不可分割。

1.感应阶段

包括抗原在体内的分布和定位，APC 对抗原的摄取、处理和呈递及抗原特异性淋巴细胞对抗原的识别。

(1)抗原在体内的分布和定位：抗原是启动免疫应答的导火索，其在机体内的动向对免疫应答的发生和发展具有决定性作用。抗原从不同途径进入机体，均可运行到全身，但主要定位不同：随血液进入的抗原局限在骨髓、肝、脾的淋巴组织中；经腹腔注入的抗原局限在大网膜的淋巴组织中；皮下注入的抗原则局限在局部引流淋巴结中。抗原在淋巴结中主要存留在淋巴滤泡和髓质；在脾脏主要位于边缘区和淋巴滤泡。抗原定位于淋巴组织中是免疫细胞之间相互作用和产生免疫应答的前提。

(2)抗原呈递细胞对抗原的摄取、处理和呈递：APC 包括分布在全身各组织中的单核巨噬细胞，分布于肝、脾及淋巴结和皮肤中的树突状细胞，活化的 B 细胞以及内皮细胞等。这些 APC 无特异性识别抗原的能力，它们将接触到的抗原以吞噬、吞饮、吸附和调理等方式摄取，通过内化形成吞噬体，然后与溶酶体融合形成内体（或称吞噬溶酶体）。在内体的酸性环境中，外源性抗原被水解酶降解为肽段。同时，在内质网中新合成的 MHC-Ⅱ类分子转运到内体，与被水解为肽段的抗原结合，形成抗原多肽-MHC-Ⅱ类分子复合物，随后经 Golgi 体运送到细胞膜表面，供 $CD_4$ 阳性 T 细胞的 TCR 识别。内源性的抗原由细胞质中的蛋白酶体降解成肽段，与内质网中合成的 MHC-Ⅰ类分子结合形成复合物，同样被 Golgi 体转运至膜表面，供 $CD_8$ 阳性 T 细胞的 TCR 识别。经加工处理后的抗原其免疫原性比未处理的抗原强约1 000倍。

(3)抗原特异性淋巴细胞对抗原的识别：Th 细胞借助其表面的抗原受体(TCR)识别 APC 上的抗原多肽-MHC 分子复合物-而被激活。在此过程中，还有多种表面分子参与激活，如 $CD_3$、$CD_4$ 或 $CD_8$，以及协同刺激分子和受体 CD28 和 B7 分子、LFA-2 和 LFA-3、LFA-1 和 ICAM-1 等。$CD_3$ 与 TCR 分子在细胞膜上位置毗邻，以非共价键连接，形成 TCR/$CD_3$ 复合体；TCR 分子的大部分位于细胞外，仅有5～12 个氨基酸在胞浆内，而大部分 $CD_3$ 分子在胞浆内，小部分位于胞浆外，TCR 识别抗原后，Th 细胞上的 $CD_4$ 分子与 MHC-Ⅱ类分子($CD_8$ 分子与 MHC-Ⅰ类分子)结合，巩固 TCR 与抗原的结合，信号通过 $CD_3$ 分子传递到细胞内(第一信号)。与此同时，APC 上的协同刺激分子(如 B7 分子)与 T 细胞上的协同刺激分子受体(如 CD28)结合，产生协同刺激信号(第二信号)。在双信号的共同作用下，T 细胞被活化并合成和分泌 IL-2，最终导致细胞分裂和克隆增殖。如无第二信号存在，则 T 细胞不活化，处于克隆不应答状态。

B 细胞识别抗原的受体(BCR)本质上是 SmIg(由单体的 IgM 和 IgD 组成)。B 细胞对不同的抗原通过不同的机制识别：对细菌的脂多糖(LPS)和多具鞭毛素等Ⅰ型 TI 抗原，在低浓度情况下，被B 细胞抗原受体所识别，将它们被动聚集在 B 细胞的表面而激活 B 细胞；在高浓度时，这些抗原与 B 细胞膜上的丝裂原受体结合，激活大多数的 B 细胞(多克隆激活)，与 B 细胞上的 SmIg 无关。对肺炎球菌多糖和 D-氨基酸聚合物等Ⅱ型 TI 抗原，它们具有线状排列的高度重复的抗原表位，与B 细胞的抗原受体结合，交联形成“帽状”，触发活化信号，使 B 细胞活化。对于 TD 抗原，B 细胞通过 SmIg 与蛋白质抗原结合，经内化作用将抗原摄入，加工处理后形成 MHC——肽分子复合物运至细胞表面，然后与 Th 细胞相互作用，通过双信号机制激活 Th 细胞，同时自身也被活化。

超抗原(如葡萄球菌肠毒素、链球菌 M 蛋白和致热外毒素等)激活 T 细胞的机制与前述不同，它无须经 APC 处理，可直接与 MHC-Ⅱ类分子的非多态区外侧结合，激活 T 细胞时只与 TCR-Vβ 片段结合，因而超抗原可以活化多克隆的 T 细胞。

2.增殖和分化阶段

此阶段 T 淋巴细胞增殖分化为淋巴母细胞，最终成为效应淋巴细胞；B 细胞增殖分化为浆细胞，合成分泌抗体；一部分 T 细胞、B 细胞在中途分化为记忆细胞。

(1)T 细胞的活化、增殖和分化:静止期的 T 细胞($G_0$ 期)在识别 APC 呈递的抗原后,细胞表面即表达白介素-1 的受体(IL-1R),并接受巨噬细胞产生的 IL-1 信号而活化,继之表达白介素-2 受体(IL-2R),成为活化的 T 细胞。活化的 T 细胞($G_1$ 期)上的 IL-2R 与 IL-2(自分泌或旁分泌的)结合即进入 S 期,随后进入有丝分裂期(M 期),出现克隆增殖,并分泌一系列细胞因子,如 IL-2、IL-4、IL-5、IL-6、IL-9 及IFN-γ等,使 T 细胞不断增殖、分化和成熟,发挥辅助效应和细胞毒性作用。在此过程中,一部分细胞中途停止增殖,成为记忆性 T 细胞。目前认为,T 细胞活化的机制主要是通过磷脂酰肌醇代谢途径,由蛋白激酶C 和钙离子-钙调蛋白依赖性蛋白激酶协同作用而发生;cAMP 依赖性蛋白激酶则对 T 细胞活化过程有抑制作用。

(2)B 细胞的活化、增殖和分化:诱导 B 细胞的活化也需要双信号刺激。第一信号是其表面的 SmIg 与抗原结合,通过与 SmIg 毗邻的 Igα 和 Igβ 链(与 $CD_3$ 分子相当)传递活化信号进入细胞内。第二信号是由 B 细胞表面表达的 CD40 分子与 T 细胞表面的相应配体分子(CD40L)结合而激发产生的。在此双信号作用下,B 细胞由 $G_0$ 期进入 $G_1$ 期而活化,膜表面表达 IL-2、IL-5、IL-6 受体,继而进入 S 期,开始增殖,经 6~10 个细胞周期后,进入短暂的 $G_2$ 期和 M 期,并分化成熟为浆细胞,合成分泌抗体。部分 B 细胞分化成为记忆性 B 细胞。B 细胞活化的机制与 T 细胞大致相似。

(3)T 细胞对免疫应答的抑制作用:在免疫应答起始阶段就有两类 $CD_4$ 阳性 T 细胞分化,一类是辅助性 T 细胞(Th),另一类则是诱导性 T 细胞(Ti);前者辅助 B 细胞产生抗体,后者能产生 IL-2,诱导 $CD_8$ 阳性 TS 细胞活化并最终分化成为具有抑制效应的 TS 细胞并对 Th 及其他T 效应细胞和 B 细胞进行负调节。

3.效应阶段

此阶段指激活的效应细胞和效应分子(抗体和细胞因子等)发挥体液免疫和细胞免疫效应的过程。

(1)体液免疫:抗原初次进入机体,需经过一定的潜伏期(感应阶段和淋巴细胞增殖与分化过程),血液中才能出现抗体;若抗原再次进入机体,由于存在记忆细胞,抗体将很快出现,且滴度明显增高。产生的抗体与抗原结合形成抗原-抗体复合物,发挥中和毒素、免疫调理、免疫溶解及介导细胞毒性作用等生理功能;病理情况下,引起Ⅰ、Ⅱ、Ⅲ型超敏反应。

(2)细胞免疫:$CD_8$ 阳性 T 细胞接受抗原刺激,在 Th 细胞产生的 IL-2、IL-4、

IL-5、IL-6、IL-9 等的作用下增殖分化为效应 TC 细胞。TC 细胞的抗原受体与靶细胞的抗原特异性结合，释放穿孔素和淋巴毒素等溶细胞性介质，溶解破坏靶细胞；TC 细胞攻击靶细胞受MHC-Ⅰ类分子限制。$CD_4$ 阳性 T 细胞接受抗原刺激活化后，释放多种可溶性的细胞因子，引起单个核细胞在抗原部位聚集，产生炎症反应，此炎症反应出现在抗原刺激后 48～72 小时，局部组织学变化与迟发型超敏反应相似。细胞免疫主要针对胞内病原体和机体内的肿瘤细胞；病理状况下引起Ⅳ型超敏反应、移植排斥及某些自身免疫性疾病。

## 第二节　皮肤病的变态反应

### 一、变态反应的概念

变态反应是机体对某种抗原物质所产生的一种异常的反应。即某抗原或半抗原进入机体后，刺激机体产生体液免疫和细胞免疫，这种免疫反应不是起保护作用，而是造成机体的损害和机体生理功能的障碍，又称免疫病理。凡由药物引起的变态反应，统称药物变态反应。

抗原是指能刺激机体产生抗体或致敏淋巴细胞，而且能与相应的抗体或致敏淋巴细胞产生特异反应的大分子物质。

半抗原是指不能直接刺激机体产生抗体，但能与相应的抗体产生特异反应。半抗原与大分子的糖蛋白、多肽、宿主蛋白以共价键形成结合物，形成蛋白复合体或免疫复合物，即成为“完全抗原”可引起特异免疫反应。

变态反应是对机体不利的一种免疫反应，亦称变态反应。由体液免疫和细胞免疫起作用，临床常见的过敏性休克、过敏性紫癜、急慢性肾炎、溶血性贫血等均属此类反应。因此免疫反应既有对机体有利的一面，又有对机体不利的一面。

引起变态反应的因素，一是进入机体的抗原物质，又称变应原或过敏原。二是机体的免疫状态，体内要有足够数量的抗体或致敏淋巴因子，参与免疫反应。而机体的免疫状态是主导因素，如使用致敏性药物的人很多，而发生变态反应的人数却很少。

### 二、参与变态反应的成分

皮肤是机体防御和阻挡外界异物的主要屏障，是免疫系统的前哨，具有独特的免疫组织成分。因此，Streilein 教授根据自己和前人的研究提出了皮肤相关淋巴样组织(SALT)的概念。随着皮肤免疫学的发展，Bos 教授提出了皮肤免疫系统，包括参与免疫的皮肤表皮细胞成分和真皮细胞成分以及它们合成并分泌的各种炎症介质和细胞因子。

### (一)参与皮肤免疫的表皮细胞成分

#### 1.角质形成细胞

角质形成细胞是机体与外界直接接触的细胞，角质形成细胞可以将外界抗原刺激(也包括其他有害刺激)传递给皮肤免疫系统和免疫系统的其他细胞，刺激信息的传递是通过合成和分泌细胞因子并对细胞因子产生反应来实现的。角质形成细胞可产生的细胞因子有 IL-1α、IL-1β、IL-3、IL-6、IL-7、IL-8、IL-10、IL-12、IL-15、TNF-α、TGF-α、TGF-β、GM-CSF、M-CSF、G-CSF、bFGF、PDGF、VEGF 等。

IL-1α、IL-1β 和 TNF-α 可使内皮细胞表面黏附分子表达增加，并释放趋化因子，吸引粒细胞和单个核细胞向局部聚集，引起皮肤炎症；IL-7、IL-15 和 GM-CSF 在表皮微环境中可促进 T 细胞生长和发育，IL-15还具有 T 细胞趋化活性，吸引 T 细胞进入表皮；IL-7 可维持表皮树突状T 细胞的生长，GM-CSF 则可促进 Langerhans 细胞的功能。

角质形成细胞分泌的 IL-10 和 IL-12 决定了皮肤免疫应答的类型，即细胞免疫应答或体液免疫应答。IL-12 能够促进 $Th_1$ 细胞发育，而 IL-10 可抑制 $Th_1$ 细胞分泌 IL-2 和IFN-γ，抑制 MHC-Ⅱ类分子表达而干扰抗原呈递细胞功能，进而抑制 $Th_1$ 细胞分化发育，因此角质形成细胞通过选择性地分泌 IL-10 或IL-12，改变皮肤微环境中的 $Th_1/Th_2$ 的平衡，从而引导或改变皮肤免疫反应类型，引起病理反应，如银屑病(细胞免疫为主)和特应性皮炎(体液免疫为主)。有人曾在皮损内注射 IL-10 或 IL-12 以及这些细胞因子的拮抗剂来治疗上述疾病并取得了疗效。正常情况下，角质形成细胞可产生低水平的 IL-10，经紫外线照射或接触变应原后，IL-10表达增加，IL-10 是重要的免疫抑制因子，可对皮肤免疫应答发挥抑制效应。缺乏IL-10的小鼠对接触的变应原表现出过强的皮肤免疫反应，从另一方面证明了角质形成细胞所产生的内源性IL-10是防止过度皮肤炎症的重要自稳分子。

IL-6 和 bFGF 可促进角质形成细胞增殖、分化，而 TNF-α 和 TGF-β 具有负性调控角质形成细胞生长的作用。

2.Langerhans 细胞

Langerhans 细胞来源于骨髓，是表皮中最重要的抗原呈递细胞。初始型的 Langerhans 细胞经 IL-1 活化后具有很强的捕捉和摄取外源性抗原的能力，能够将这些抗原加工成免疫源性多肽，然后呈递给T 细胞。正常情况下，Langerhans 细胞定居于表皮，在接受抗原刺激后，迅速成熟，表达高水平的 MHC-Ⅱ类分子和协同刺激分子，携带抗原信息离开表皮，经真皮淋巴管进入局部淋巴结。在淋巴结中，Langerhans 细胞与 T 细胞相互作用，通过双信号机制将抗原信息呈递给 T 细胞，启动免疫应答。在体外，GM-CSF 可促进 Langerhans 细胞的成熟，维持其活性，并且使协同刺激分子 B7.1 和 B7.2 表达升高。GM-CSF 阳性和 IL-4 可使培养的单核细胞分化为 Langerhans 细胞或树突状细胞。另外，在 Langerhans 细胞由表皮向淋巴结迁移过程中，E-钙黏附素表达减少；同时释放 IL-1β、TGF-α 等细胞因子。IL-1β 是皮肤免疫应答早期的重要介质，皮内注射 IL-1β能复制出皮肤接触抗原后的早期变化，表现为 Langerhans 细胞表达 MHC-Ⅱ分子增加并诱导多种表皮细胞因子的产生，而皮内注射 IL-1β 抗体则可抑制前述表现。

3.表皮 T 细胞

在小鼠皮肤表皮中定居的一类抗原受体为 TCRγδ 的 T 细胞，与肠黏膜上皮细胞中的 TCRγδT 细胞一样可识别高度保守的抗原，如结核杆菌、热休克蛋白和肠毒素等，其作用可能与清除表皮及上皮细胞内异物有关。表皮 T 细胞的定居与角质形成细胞产生的具有 T 细胞生长因子活性的细胞因子（IL-7、IL-15 和 GM-CSF）有关。在人类正常皮肤表皮中亦存在有少量的T 细胞（占全层皮肤 T 细胞数的 2%），绝大多数是 $CD_8$ 阳性 T 细胞，偶有 $CD_4$ 阳性 T 细胞。

**（二）参与皮肤免疫的真皮细胞成分**

1.血管内皮细胞

正常皮肤真皮血管内皮细胞表达低水平的黏附分子 ICAM-1、MHC-1 和 E-选择素（内皮细胞-白细胞黏附分子）。ICAM-1 的配体是表达于白细胞的 LFA-1；E-选择素是表达于循环记忆 T 细胞上的皮肤淋巴细胞相关抗原的配体。这些黏附分子在皮肤炎症时表达增加，介导白细胞通过血管壁进入炎症部位。近年来研究发现，内皮细胞也具有抗原呈递作用，可处理某些抗原，与角质形成细胞相似，在接受 IFN-γ 刺激后可表达 MHC-Ⅱ类分子及协同刺激分子，向 T 细胞呈递抗原信息。一些真皮毛细血管后微静脉附近常常聚集有 T 淋巴细胞、单核细胞、巨噬细胞、肥大细胞及真皮树突细胞，这种分布特点使其在抗原进入或炎症时免疫反应迅速启动。

2.真皮树突状细胞

真皮中的树突细胞可分为三个亚群：$CD_{1a}$阴性/$CD_{14}$阳性、$CD_{1a}$阳性/$CD_{14}$阴性及$CD_{1a}$阳性/$CD_{14}$阳性，其功能与Langerhans细胞相似，可促进T细胞对丝裂原的反应及呈递抗原。真皮树突状细胞在抗原刺激和细胞因子（如IL-1）的作用下，迅速活化成熟，$CD_{1a}$和MHC-Ⅱ类分子表达增加，具有最强的刺激T淋巴细胞的活性。研究表明，树突状细胞等抗原呈递细胞是触发免疫反应的关键。

3.肥大细胞

真皮是肥大细胞主要的聚集地。肥大细胞膜表面表达有高亲和力的IgE Fc受体及神经肽和补体成分（$C_{3a}$、$C_{5a}$）的受体，参与免疫反应的效应阶段。肥大细胞结合免疫活性成分（IgE、$C_{3a}$、$C_{5a}$）后活化脱颗粒，释放颗粒中预合成的介质和新合成的介质；预合成的介质主要是组胺、蛋白水解酶、肝素和趋化因子，新合成的介质有前列腺素-2、血栓素$A_2$、白三烯、血小板活化因子及细胞因子（IL-3、IL-4、IL-5、IL-6、CM-CSF、IFN-γ、MIP-1β、MIP-1β、MCP-1、TCA-3等）。

4.真皮中其他细胞成分

如粒细胞、组织细胞、巨噬细胞、T淋巴细胞及NK细胞等也是皮肤免疫系统的重要组成成分。

## 三、变态反应的分型

Gell和Coombs根据变态反应发生的机制和临床特点，将其分为四型：Ⅰ型，即速发型；Ⅱ型，即溶细胞型或细胞毒型；Ⅲ型，即免疫复合物型；Ⅳ型，即迟发型。后来，Roitt在上述分类基础上相继提出了Ⅴ型（即抗体特异性结合细胞膜抗原后刺激细胞功能亢进，称为刺激型）和Ⅵ型（即由K细胞参与的抗体依赖性细胞毒型）。Gell和Coombs将其提出的Ⅰ～Ⅳ型分类进一步补充和解释，并将Ⅴ、Ⅵ型归入Ⅱ型（见表1-2）。

表1-2　变态反应的类型

| 类型 | 参与的分子与细胞 | 组织损伤的机制 |
|---|---|---|
| Ⅰ型：速发型 | IgE抗体（少数IgG4）、肥大细胞和嗜碱性粒细胞 | 肥大细胞和嗜碱性粒细胞释放介质引起毛细血管扩张及通透性增加、平滑肌收缩 |
| Ⅱ型：细胞毒型 | 抗组织或细胞膜表面抗原的抗体（IgG或IgM）、补体、巨噬细胞、K细胞 | ①激活补体；②吸引、激活K细胞及巨噬细胞；③受体异常，抗体模拟配体 |

续表

| 类型 | 参与的分子与细胞 | 组织损伤的机制 |
| --- | --- | --- |
| Ⅲ型：免疫复合物型 | IgG、IgM或IgA、补体、中性粒细胞、嗜碱性粒细胞、血小板 | ①激活补体；②吸引、激活白细胞 |
| Ⅳ型：迟发型 | $CD_4$ 阳性或 $CD_8$ 阳性T细胞 | ①吸引、激活单核巨噬细胞；②释放细胞因子；③直接溶解靶细胞 |

### (一)Ⅰ型变态反应

Ⅰ型变态反应为速发型，又称变态反应，具有明显的个体差异和遗传倾向。变应原通常为花粉、屋尘(实际上是真菌及昆虫尸体等的混合物)、动物皮屑、异种动物的血清、食物(如鱼、虾、蟹、贝类、蛋品、牛奶等)及青霉素降解产物或制剂中的杂质。这些变应原进入敏感者机体，可引起高水平的IgE抗体产生。嗜碱性粒细胞和肥大细胞膜表面有高亲和力的IgE Fc受体(FcεR Ⅰ)，可结合这些IgE抗体。当机体再次接触相同抗原时，抗原与已经结合在靶细胞上的IgE发生特异性反应，引起肥大细胞和嗜碱性粒细胞脱颗粒，释放组胺、白三烯、5-羟色胺和嗜酸性粒细胞趋化因子等介质；这些介质作用于靶细胞，引起毛细血管扩张、血管通透性增加、黏液分泌及平滑肌收缩等为特点的病理变化。此反应在接触变应原后几分钟内即可发生，持续30～60分钟。在刺激后2～8小时往往还有一个迟发相反应，它是由受刺激的靶细胞新合成并释放的颗粒基质(包括肝素、糜蛋白酶/胰蛋白酶及过敏性炎症因子)所引起的炎症反应。迟发相的特点是早期以渗出性炎症为主，长期反复发作后可导致增生性炎症，并造成不可逆的组织损伤。属于此型的皮肤病有荨麻疹、血管性水肿、特应性皮炎及湿疹等。

### (二)Ⅱ型变态反应

Ⅱ型变态反应又称细胞溶解型或细胞毒型超敏反应。引起Ⅱ型变态应的抗原通常是机体细胞表面固有成分(如血型抗原即改变的自身细胞成分)和吸附在组织细胞上的外来抗原或半抗原(如药物及其代谢成分)，抗体可以是免疫应答所产生或被动转移而来(输血和注射血清)，成分主要是IgG和IgM。抗体与靶细胞表面上的抗原结合，然后通过以下途径溶解或破坏靶细胞：①激活补体的经典途径，导致补体系统的连锁反应，最后使细胞发生不可逆性破坏或溶解，即补体介导的细胞毒作用；②靶细胞膜抗原-抗体复合物通过抗体的Fc段与巨噬细胞上的Fc受体结合，或者是激活补体后产生 $C_{3b}$ 与巨噬细胞上的 $C_{3b}$ 受体结合，靶细胞被吞噬，即免疫调理和免疫粘连作用；③通过K细胞上的Fc受体与膜抗原-抗体复合物上的 Fc 段结合，发挥 ADCC 作用而杀伤靶细胞。

属于Ⅱ型变态反应的皮肤病有药物引起的溶血性贫血、血小板减少性紫癜、天疱疮和类天疱疮等。

**（三）Ⅲ型变态反应**

Ⅲ型变态反应又称免疫复合物型或血管炎型变态反应。引起Ⅲ型变态反应的抗原有内源性抗原（如变性的 IgG、细胞核抗原、肿瘤抗原等）和外源性抗原（如各种病原微生物、寄生虫、药物、异种血清等），均为可溶性抗原，抗体主要是 IgG，少数为 IgA 和 IgM。在机体内，抗体与可溶性抗原结合形成抗原-抗体复合物（又称免疫复合物），较大的免疫复合物被单核巨噬细胞迅速吞噬清除，中等大小的免疫复合物则不易被吞噬，持续存留于血液中，随血流可沉积在全身或局部小血管的管壁；免疫复合物激活补体后，释放血管活性胺类物质（如 $C_{3a}$、$C_{5a}$）和趋化因子（如 $C_{3a}$、$C_{5a}$、$C_5$、$C_6$、$C_7$），导致血管通透性增加，并吸引中性粒细胞、巨噬细胞聚集，引起沉积部位发生以中性粒细胞浸润为主的伴有出血、水肿、组织坏死的一系列炎症变化和损伤。

属于Ⅲ型变态反应的皮肤病有局部变态反应（Arthus 反应）、药物性血清病样综合征、血清病、血管炎、某些荨麻疹、SLE 的肾及血管损伤等。

**（四）Ⅳ型变态反应**

Ⅳ型变态反应又称迟发型超敏反应，是 T 细胞介导的免疫损伤，与抗体和补体无关。引起本型变态反应的抗原是某些胞内寄生菌（结核杆菌、麻风杆菌等）、病毒（麻疹病毒、水痘病毒、乙肝病毒等）、真菌（白念珠菌、毛癣菌、组织荚膜胞浆菌等）、寄生虫（利什曼原虫、弓形虫、旋毛虫、猪囊虫等）以及某些化学物质（二硝基氯苯、镍、铬等）。抗原初次进入机体，刺激相应克隆的 T 细胞增殖分化成针对该抗原的致敏淋巴细胞（需 1～2 周）。当相同抗原再次进入机体，引起致敏淋巴细胞活化，释放淋巴因子或分化为细胞毒性 T 淋巴细胞，前者吸引单个核细胞并激活巨噬细胞，释放溶酶体酶破坏靶细胞和组织；后者直接溶解靶细胞，最终造成局部单个核细胞浸润，组织变性坏死。这个过程需数小时。

属于Ⅳ型变态反应的皮肤病有接触性皮炎、湿疹、传染性湿疹样皮炎、自体敏感性皮炎以及结核菌素型皮肤反应（结核菌素试验、麻风菌素试验、念珠菌素试验等）。

# 第二章

# 皮肤科的常用治疗

## 第一节 物理治疗

### 一、液氮冷冻

(1)液氮制冷温度－196 ℃，价格低廉，为皮肤科临床常用治疗手段。机理为利用低温作用于病变组织，使之发生坏死，达到去除病变作用。

(2)适应证：病毒疣、皮赘、结节性痒疹、脂溢性角化症、日光性角化病等。

(3)操作方法：包括喷法、棉签法、接触法。

(4)不良反应：治疗后局部组织肿胀、疼痛。可以起大疱，甚至血疱。创面要注意清洁消毒，预防继发感染。创面结痂后可自行脱落，不要强行剥除。局部可有色素减退或色素沉着。有时会有轻度萎缩或瘢痕。

### 二、二氧化碳激光

(1)主要利用激光的热效应，在瞬间使皮肤温度升高，从而组织变性、凝固性坏死、炭化、气化。

(2)适应证：病毒疣、皮赘、疣状痣、体表良性小肿物、化脓性肉芽肿等。

(3)不良反应：治疗后局部结焦痂，痂皮可自然脱落，有时会留瘢痕和色素减退。在治疗病毒疣时，操作人员应加强防护，因为产生的烟雾中存在完整的病毒颗粒和病毒 DNA。

### 三、光疗

光疗指的是采用紫外光(UV)治疗皮肤病。紫外光为波长 200～400 nm 的不可见光。目前，光疗所采用的光源包括宽波 UVB(290～320 nm)；窄波 UVB

(311～313 nm);准分子激光(308 nm);UVA1(340～400 nm);UVA 加补骨脂素(PUVA)。

**(一)宽波 UVB(290～320 nm)光疗**

适应证有玫瑰糠疹、银屑病、白癜风、特应性皮炎、泛发性皮炎湿疹、皮肤T细胞淋巴瘤(CTCL)等。

**(二)窄波 UVB(NB-UVB)**

波长范围在 311～313 nm,故名窄波紫外线。由于能量更为集中,照射时间短,易为患者接受,是目前国内使用最多的。适应证同宽波紫外线。

**(三)UVA1(340～400 nm)光疗**

有通过诱导基质金属蛋白酶而抑制炎症及纤维化作用,适合硬皮病、慢性硬皮病样移植物抗宿主反应 VHD、特应性皮炎、色素性荨麻疹和 CTCL 的治疗。

**(四)PUVA 疗法**

长波紫外线,波长范围 320～400 nm。在照光前口服或外用甲氧沙林(8-MOP),适用于银屑病、CTCL、白癜风、斑秃、泛发性扁平苔藓、掌跖脓疱病等的治疗。由于 8-MOP 内服后的肝毒性及光毒作用,目前已较少采用了。

### 五、光动力疗法

光动力疗法是一种利用光化学反应破坏靶组织的治疗方法。首先是外用或系统给予光敏剂,在局部组织达到一定浓度后,以特定波长的光照射病变部位,通过一系列光化学和光生物学反应,产生单态氧等活性物质,使异常增生细胞发生不可逆的损伤,从而破坏靶组织,以达到治疗目的。

艾拉(5-氨基酮戊酸,5-ALA)是我国自主开发的一个局部外用光敏剂,适用于日光性角化病、鲍恩病、浅表基底细胞癌等的治疗,也常用于尖锐湿疣的治疗。若怀疑这几种疾病,建议到专科治疗。

## 第二节 药物治疗

### 一、常用的外用药物剂型

外用药在皮肤病的治疗中占有重要地位。应用时需要掌握外用药的作用、剂型及用药原则。

(一)外用药物的剂型及其特点

1.粉剂

有干燥、保护、散热等作用,适用于无渗出的急性、亚急性皮炎。常用的有滑石粉、氧化锌粉、炉甘石等。

2.溶液

溶液是指药物的水溶液,有清洁、散热、消炎及促进上皮新生的作用,主要作湿敷用。方法是以4～6层纱布以溶液浸湿轻轻拧干以不滴水为度,敷于皮损部位,每次20～30分钟,每天2次。适于有渗出的急性皮炎、湿疹或有小片糜烂、溃疡的皮肤损害。常用的有2%～4%硼酸溶液、0.05%小檗碱溶液、0.02%高锰酸钾溶液等。

3.酊剂和醑剂

酊剂和醑剂为药物的乙醇溶液或浸液。不挥发性药物的乙醇溶液为酊剂,如2.5%碘酊。挥发性药物的乙醇溶液为醑剂。酊剂或醑剂涂于皮肤后,乙醇挥发,溶于其中的药物均匀地分布在皮肤表面,发挥其药理性能。破损皮肤及腔口周围忌用。

4.洗剂

洗剂又称振荡剂,为不溶于水的粉剂(30%～50%)与水混合而成,用前应充分振荡混匀。有散热、干燥、消炎、止痒的作用,适用于急性皮炎无渗出者。常用的有炉甘石洗剂、复方硫黄洗剂等。

5.油剂

油剂一般以植物油调入药物而成,常用的有40%氧化锌油,适用于渗出不多的急性皮炎、湿疹者,有清洁、保护、减轻炎症的作用。

6.乳膏、霜剂

乳膏、霜剂指药物溶解或分散于乳状液型基质中形成的均匀的半固体外用制剂。由于基质不同,可分为水包油型和油包水型。乳膏的渗透性较好,又易于清洗,是目前最为常用的剂型。适于亚急性或慢性、无渗出液的皮损。

7.软膏

软膏为药物与油脂性基质如凡士林、羊毛脂混匀而成。有保护、润滑、软化痂皮的作用。根据所含药物的性能还可发挥其治疗作用。软膏的渗透作用较乳剂强,适用于慢性湿疹、神经性皮炎、银屑病等的治疗。有渗出的急性期皮损则不宜用软膏。

8.糊膏

软膏中含有25%～50%粉末成分称为糊膏。因含粉末量较大，有一定的吸收水分和收敛作用。适用于有轻度渗出的亚急性皮炎、湿疹。毛发部位不宜用糊膏。

9.硬膏

药物溶于或混合于黏着性基质中并涂布在裱褙材料如纸、布或有孔塑料薄膜上而成。常用的如肤疾宁硬膏，贴于皮损部位，2～3天更换1次。由于硬膏贴于皮肤表面后，阻止水分蒸发，增加了皮肤的水合作用，从而有利于药物的透皮吸收。适于慢性、限局性皮肤损害。有毛部位不宜应用。

10.凝胶剂

凝胶剂指药物与能形成凝胶的辅料如聚乙二醇、丙二醇、纤维素等制成的乳状液型的稠厚液体或半固体制剂。局部涂后形成一层薄膜，清洁透明，如治疗痤疮用的2.5%～10%过氧苯甲酰凝胶。

11.涂膜剂

涂膜剂指药物溶解或分散于含成膜材料溶剂中，涂搽患处后形成薄膜的外用液体制剂。

12.气雾剂

药物借助压缩气体或液化气体的压力，从特制容器中喷射出来形成雾状的剂型。气雾剂又称为喷雾剂，有散热消炎作用，作用短暂且浅表。适应证：适于体表大面积的喷雾，如重症大疱病大面积糜烂时，可喷含抗生素的气雾剂，大面积晒伤时可喷含糖皮质激素的气雾剂。

剂型的选择根据病期、皮损特点选择剂型（表2-1）。

表2-1 外用药物剂型的选择

| 病期 | 皮损特点 | 剂型 |
| --- | --- | --- |
| 急性 | 1.红斑、丘疹、丘疱疹无糜烂、渗出 | 粉剂、振荡剂、溶液湿敷 |
| | 2.水疱、糜烂、渗出 | 溶液湿敷、油剂 |
| 亚急性 | 1.有少许渗出 | 糊膏、油剂 |
| | 2.无渗出 | 霜剂、乳剂、软膏 |
| 慢性 | 1.泛发慢性皮损 | 霜剂、乳剂、软膏、酊剂 |
| | 2.限局性肥厚皮损 | 硬膏、软膏、乳剂、霜剂 |
| | 3.单纯瘙痒而无原发皮损 | 酊剂、振荡剂、乳剂、霜剂 |

药物的选择首先根据病因对症下药，病因不明者则根据病变性质选择药物。如化脓性皮肤病选择抗菌药物；真菌性皮肤病选择抗真菌药物；变态反应性皮肤病选择皮质激素或非皮质激素的抗炎药；以瘙痒为主诉，又无明确病因者选用止痒药。

### (二)外用药物的注意事项

1.外用药物的使用方法

须正确掌握使用方法。医护人员必须向患者说明药物的用法。洗剂用前应充分振荡混匀；外用药膏薄薄一层涂于皮肤，用手指多揉几下；对限局性、肥厚皮损外用药物应多加揉擦，必要时加塑料薄膜(如保鲜膜)封包，以促进药物吸收，提高疗效。如治疗疥疮时药物应遍涂于颈部以下的全身，尤其是指缝及皮肤皱褶部位。

2.外用药物的浓度掌握

要适当，有刺激性的药物应从低浓度开始逐渐递增，如水杨酸软膏、蒽林软膏、维A酸制剂等。

3.外用药物要考虑的患者因素

注意年龄、性别、皮损部位的不同，如小儿不宜使用强作用的皮质激素，皮肤皱褶及黏膜部位不应使用高浓度、有刺激作用的药物。

4.外用药物若发生不良反应的处理

应嘱咐患者，外用药部位一旦出现刺激症状或红肿、皮肤瘙痒等变态反应，应立即停药，清洗患处并到医院做适当处理。

5.外用药物的用量如何掌握

用药量可用指尖单位(FTU)粗略计算。1个指尖单位是指从5 mm口径挤出药膏置于食指远端指节的量，可以覆盖2个手掌大的面积。皮损面积可以用手掌估算，从而预算治疗所需的药量。

## 二、常用的皮肤科外用药

### (一)皮肤清洁药和消毒防腐药

(1)生理盐水：即0.9%无菌氯化钠水溶液。

(2)高锰酸钾水溶液：0.1%～0.5%用于清洗创面，0.02%用于坐浴，浸浴。

(3)过氧化氢水溶液3%。

(4)硼酸溶液2%～4%。

(5)聚维酮碘溶液5%、1%、0.5%。

(6)小檗碱溶液 0.05%。

(7)碘伏:0.75%溶液为皮肤消毒液;0.5%溶液用于清洗皮肤感染的创面。

(8)利凡诺尔水溶液 0.1%~0.2%。

**(二)治疗细菌感染药物**

(1)莫匹罗星软膏:治疗毛囊炎、疖肿等革兰阳性球菌引起的皮肤感染。

(2)夫西地酸乳膏:适于由葡萄球菌、链球菌、痤疮丙酸杆菌及小棒状杆菌等引起的皮肤感染。

(3)复方多黏菌素 B:含硫酸多黏菌素 B、硫酸新霉素、杆菌肽以及盐酸利多卡因。用于预防皮肤割伤、擦伤、烧烫伤、手术伤口等皮肤创面的细菌感染及临时解除疼痛。注意事项:应避免大面积创面使用本品;使用时需注意肾毒性和耳毒性;儿童,妊娠及哺乳期妇女慎用。

(4)5%过氧化苯甲酰凝胶是痤疮丙酸杆菌抑制剂,主要治疗痤疮。外用后有一定刺激性。

(5)克林霉素(氯洁霉素)及林可霉素(洁霉素):用于痤疮、毛囊炎、酒渣鼻丘疹脓疱性损害的治疗。

(6)眼科及耳鼻喉科常用的抗菌药物如红霉素眼膏、氯霉素药水等也可用于皮肤疾病。

**(三)治疗真菌感染的药物**

用于治疗限局性浅表的真菌感染如手癣、足癣、体癣、股癣、头癣、甲癣及花斑糠疹等。这类外用药物较多,以吡咯类抗真菌药最为常用。

1.克霉唑

软膏 1%~3%;溶液 1.5%;栓剂每枚 150 mg。

2.咪康唑(达克宁)

乳膏、软膏 2%;溶液、散剂 2%;栓剂每枚 200 mg、每枚 400 mg。

3.益康唑

乳膏、软膏、溶液、喷雾剂 1%;栓剂每枚 50 mg、每枚 150 mg。

4.酮康唑

乳膏 2%;洗剂(采乐)2%。洗剂用于花斑糠疹及头皮脂溢性皮炎。花斑糠疹,每天 1 次,洗澡时将洗剂均匀涂于患处,轻擦使起泡沫,保留 5 分钟后彻底冲洗,连续 5 天。头皮脂溢性皮炎,每周洗头 2~3 次,使药液在头皮上起泡沫数分钟后洗去,连续 4~6 周。

5.联苯苄唑

乳膏、凝胶、溶液、喷雾剂、涂膜1%;栓剂每枚150 mg。

6.舍他康唑

乳膏、凝胶及散剂2%;阴道霜2%;溶液2%;阴道栓,每枚含500 mg。

7.其他抗真菌药

特比萘芬乳膏、凝胶、溶液1%;萘替芬乳膏、凝胶1%;环吡酮软膏、乳膏、溶液1%;环吡酮甲涂剂8%;阿莫罗芬甲搽剂(罗每乐),5%、阿莫罗芬乳膏0.125%、0.25%、0.5%。此外,水杨酸软膏、酊剂3%~10%;复方苯甲酸软膏、十一烯酸酊10%等也常用于治疗浅部真菌感染。

8.制霉菌素

主要用于皮肤或黏膜念珠菌感染。阴道栓、阴道片10万U/枚。

### (四)治疗病毒感染的药物

1.阿昔洛韦软膏、乳膏、凝胶3%

用于人类疱疹病毒感染引起的单纯疱疹和带状疱疹。

2.喷昔洛韦软膏、乳膏、凝胶1%

用途同阿昔洛韦。

3.鬼臼毒素酊(尤脱欣)0.5%、鬼臼毒素软膏0.5%

用于人乳头瘤病毒引起的各种病毒疣。

4.咪喹莫特乳膏5%

用于尖锐湿疣、扁平疣及跖疣的治疗。

### (五)治疗寄生虫感染的药物

(1)硫黄软膏5%(儿童)、10%(成人):用于治疗疥疮。

(2)林旦乳膏(丙体六六六、疥灵霜)1%:用于治疗疥疮,孕妇及婴幼儿禁用。

(3)苯甲酸苄酯乳膏、涂剂10%~25%。

(4)10%克罗米通乳膏。

(5)甲硝唑凝胶0.75%、1.0%:用于治疗毛囊虫皮炎。

### (六)外用糖皮质激素

1.外用糖皮质激素的机理

外用糖皮质激素具有抗炎、抗过敏、免疫抑制及抗增生等药理作用。主要用于过敏性或与变态反应相关的非感染性炎症性皮肤病。

2.外用糖皮质激素的种类

根据外用糖皮质激素作用强度可分为弱效、中效、强效和最强效四类，但其浓度和基质成分的不同也可改变其作用强度（表 2-2）。

表 2-2 常用外用糖皮质激素的作用强度、药物名称和制剂浓度

| 作用强度 | 药物名称 | 常用浓度(%) |
|---|---|---|
| 弱 | 醋酸氢化可的松 | 0.5～1.0 |
| | 醋酸甲泼尼龙 | 0.25 |
| 中 | 醋酸泼尼松龙 | 0.5 |
| | 醋酸地塞米松 | 0.075 |
| | 地奈德 | 0.05 |
| | 丁酸氯倍他松 | 0.05 |
| | 曲安奈德 | 0.025～0.1 |
| | 丁酸氢化可的松 | 0.1 |
| | 醋酸氟氢可的松 | 0.25 |
| | 氟轻松 | 0.01 |
| 强 | 二丙酸倍氯米松 | 0.025 |
| | 糠酸莫米松 | 0.1 |
| | 氟轻松 | 0.025～0.05 |
| | 哈西奈德 | 0.025 |
| | 二丙酸倍他米松 | 0.05 |
| 最强 | 丙酸氯倍他索 | 0.025～0.05 |
| | 哈西奈德 | 0.1 |
| | 戊酸倍他米松 | 0.1 |
| | 卤米松 | 0.05 |
| | 双醋二氟松 | 0.05 |

注：以上糖皮质激素大多有霜膏，乳膏或软膏剂型，少数有溶液剂或硬膏剂型。

3.外用糖皮质激素的复方制剂

最常与抗生素合用：含有抗细菌或抗真菌等药物的复方激素制剂，可外用于合并细菌、真菌等感染的皮肤病如钱币状湿疹、瘀积性皮炎、足癣湿疹化等，消除因感染所致的炎症，提高治疗效果。应根据所合并皮肤微生物感染的种类和对药物的敏感性选择用药。

(1)曲安奈德益康唑软膏（派瑞松）：为硝酸益康唑 1%和曲安奈德 0.1%的复方制剂。

(2)复方曲安奈德软膏(康纳乐):每克含制霉菌素 10 万 U、硫酸新霉素 2.5 mg、短杆菌肽0.25 mg,曲安奈德 1.0 mg。

(3)曲安奈德新霉素贴膏(肤疾宁):每片(贴,6.5 cm×4.0 cm)含醋酸曲安奈德不少于16 μg,硫酸新霉素不少于80 U。

(4)曲咪新乳膏:每克含硝酸咪康唑 10 mg(1%)、醋酸曲安奈德 1 mg(0.1%)、硫酸新霉素0.3 万 U。

(5)复方克霉唑乳膏:每克含倍他米松 0.5 mg(0.05%)、克霉唑 10 mg(1%)、庆大霉素 1 mg(0.1%)。

(6)复方酮康唑软膏(皮康王):每克含丙酸氯倍他索 0.5 mg(0.05%)和酮康唑 10 mg(1%)。

4.外用糖皮质激素的基本原则

(1)不应长期、大面积使用。

(2)避免突然停药,尤其是最强效激素,以免出现反跳现象。

(3)面部、外阴部及皱褶部位(如腹股沟、腋窝等)应使用弱效、中效药物。连续使用不超过 2 周,避免长期外用。

(4)儿童应使用弱效、中效药物。使用强效激素制剂,应限于 5~7 天。避免过量引起的全身/局部不良反应。

(5)强效/最强效制剂通常用于手掌、足跖及严重、顽固的皮炎、湿疹,苔藓样和肥厚性皮损。必要时需封包,以增加药物吸收。

(6)最强效药物仅能短期使用(14~20 天)或间歇使用,皮损消退后,应以低强度糖皮质激素制剂或非糖皮质激素类抗炎制剂维持治疗,以减轻不良反应,预防快速耐受。

(7)用于皮肤薄嫩、擦伤、有糜烂的皮损或大面积使用时,要注意局部吸收,引起系统性不良反应的可能。

(8)含有抗细菌或抗真菌等药物的复方激素制剂如曲安奈德益康唑软膏,复方酮康唑软膏,可短期外用于合并感染的皮肤病(一天 2 次,用一周)。长期外用增加了导致对抗生素耐药的可能性。

5.外用糖皮质激素的用法和用量

外用激素每天应用不超过 2 次。可取适量薄涂在皮肤上,最好按指尖单位计量法。对于成年患者,每周外用制剂的最大量:面颈 10 g;双手 15 g;头皮 15 g;双上肢 30 g;双下肢 50 g;躯干 50 g;腹股沟外阴 10 g。

6.外用糖皮质激素的不良反应和禁忌证

(1)不良反应:长期外用类固醇皮质可出现局部皮肤萎缩变薄,毛细血管扩张,色素沉着,继发感染等不良反应。不良反应出现的时间及程度常与所用激素的强度一致,如果在面部长期外用,可出现面部皮肤潮红、毛细血管扩张、口周皮炎、酒渣鼻样皮损等改变。长期大面积的使用还可因吸收入体内,发生全身性不良反应,如高血压、糖尿病、皮质醇增多症等。

(2)禁忌证:对糖皮质激素或其赋形剂过敏者禁用。外用糖皮质激素不能用于皮肤溃疡或有皮肤萎缩的部位。也不能用于局部有明显细菌、真菌及病毒感染的疾病。

7.钙调磷酸酶抑制剂

(1)他克莫司(普特彼)软膏:适用于中重度特应性皮炎与湿疹。0.03%他克莫司软膏用于2岁及以上儿童,1%用于成人。不良反应:在外用最初几天局部可有灼热、痒感、红斑、干燥及脱屑。

(2)吡美莫司(爱宁达)乳膏1%:适用于轻中度特应性皮炎及湿疹。外用刺激性相对较小。

这两种药也外用治疗扁平苔藓、硬化性苔藓、白癜风等皮肤病。

8.活性维生素 $D_3$ 制剂

(1)卡泊三醇软膏及搽剂:适用于寻常性银屑病,搽剂用于头皮银屑病。注意事项:这类药物吸收可影响体内钙代谢,禁用于钙代谢异常患者,也不宜长期、大面积使用,以免增加高钙血症的风险。有时发生局部皮肤刺激症状,如出现红斑、烧灼感、瘙痒等。

(2)卡(钙)泊三醇倍他米松软膏及搽剂:由于含有糖皮质激素倍他米松,提高了疗效,每天用药一次即可,应注意不良反应。

(3)他卡西醇软膏:作用及适应证类似于卡泊三醇软膏,可外用于面部。

9.维A酸制剂

(1)维A酸乳膏0.03%、0.1%:适应证包括寻常痤疮、扁平疣、毛囊角化类疾病,也可作为银屑病的辅助治疗。

(2)阿达帕林凝胶0.1%:用于痤疮,主要治疗粉刺。

(3)他扎罗汀凝胶或乳膏1%:适用于慢性斑块型银屑病、角化性皮肤病。

(4)维A酸类药物外用注意事项:这类药对皮肤有刺激性,不宜用于皮肤皱褶部位、外阴部及眼周。避免接触眼、鼻及口腔黏膜。育龄妇女使用时须避孕。一般每晚外用1次。用药后应洗手。

10.光敏剂

甲氧沙林溶液0.2%:主要用于小面积白癜风的治疗。注意事项:口腔、眼、黏膜周围及皮肤破溃处不宜使用,仅外搽于病变部位,尽量避开正常皮肤。在外用后配合长波紫外线或日光照晒。有光敏性疾病患者禁用。

11.皮肤病的辅助治疗

辅助治疗主要目的是增加皮肤的水合作用,即增加皮肤角质层的含水量,修复皮肤的屏障功能。不少皮肤病使皮肤屏障结构和/或功能受损,经表皮水分丢失增加,造成皮肤干燥,对环境刺激敏感等不适,此时使用具有润肤、保湿等功能的制剂常可获得很好的效果,与外用药物联合使用,可提高疗效。

(1)10%尿素乳膏:用于皮肤角化症、手足皲裂、干皮症、鱼鳞病等。

(2)复方乳酸软膏:含12%乳酸,15%尿素,用于手足皲裂症和鱼鳞病等。

(3)维生素E乳膏:用于皮肤保护。

(4)硅霜:用于皮肤保护。

(5)医学护肤品(药妆):适于敏感性皮肤者。

## 三、系统性药物

本文仅讲述主要在皮肤科使用的系统性用药,重点强调适应证、用法及使用注意事项。关注的是成人用量。关于药物的详细信息,不良反应等请参阅药物手册。

### (一)抗组胺药

组胺由肥大细胞释放,当与血管上的组胺受体结合后,可引起荨麻疹及荨麻疹样皮疹,伴剧烈瘙痒。抗组胺药通过竞争结合组胺受体,拮抗组胺的生物学作用。适用于荨麻疹、药物性皮炎及各类瘙痒性皮肤病的治疗。

1.第一代抗组胺药

特点是药物的半衰期短,每天需多次服药。药物可以通过血-脑屏障,因此有嗜睡、困倦、镇静等不良反应。高空作业者、车辆驾驶人员、机械操作人员工作时间禁用。

(1)苯海拉明:每次口服25~50 mg,一天3次;或肌内注射:每次20 mg,一天1~2次。

(2)氯苯那敏(扑尔敏):每次口服4 mg,一天3次。去氯羟嗪:每次口服25~50 mg,一天3次。

(3)异丙嗪(非那更):每次口服12.5~25 mg,每天2~3次;或肌内注射

25 mg，一天 1 次。

(4)赛庚啶：每次口服 2～4 mg，一天 2～3 次，2 岁以下儿童、老年人慎用。

(5)多塞平：本药是抗抑郁药，有抗焦虑作用，同时有强大的抗组胺作用。一般在睡前服用 25 mg。

2.第二代抗组胺药

特点是药物半衰期长，每天只需服用一次药；药物不能通过血-脑屏障，因此一般无嗜睡、困倦、镇静等不良反应（个别或部分人群有例外，也会出现不同程度的镇静作用）。

(1)氯雷他定：成人及大于 12 岁儿童，每次口服 10 mg，一天 1 次。

(2)地氯雷他定：成人及大于 12 岁儿童，每次口服 5 mg，一天 1 次。

(3)西替利嗪：成人或 12 岁以上儿童，每次口服 10 mg，一天 1 次。

(4)左西替利嗪：成人及 6 岁以上儿童，每次口服 5 mg，一天 1 次。

(5)非索非那定：成人或 12 岁以上儿童，每次口服 60 mg，一天 2 次。

(6)氮䓬斯汀：每次口服 2 mg，一天 2 次。

(7)依巴斯汀：每次口服 10 mg，一天 1 次。

(8)咪唑斯汀：每次口服 10 mg，一天 1 次。

氯雷他定及西替利嗪有糖浆制剂，适于儿童服用。

3.药物选择

对各类由组胺释放引起的皮肤病，主要是荨麻疹及荨麻疹样皮疹，首先选择第二代抗组胺药物。对皮炎湿疹等瘙痒性皮肤病，主要利用药物的镇静作用起到止痒效果，首先选择第一代抗组胺药物。

4.注意事项

第一代抗组胺药由于其镇静作用，高空作业者、车辆驾驶人员、机械操作人员工作时间禁用。这类药还有明显的抗毒蕈碱作用，应慎用于前列腺肥大、尿潴留、易患闭角型青光眼者以及幽门十二指肠梗阻的患者。部分抗组胺药有影响心脏 Q-T 间期的不良反应，如特非那定、阿司咪唑（息斯敏），这两个药已由于其心脏毒性撤出了市场。但有些抗组胺药有轻微的影响心律作用，不要与咪唑类抗真菌药（全身用药）或大环内酯类抗生素合用，以及已知可延长 Q-T 间期的抗心律失常药合用。

### (二)维 A 酸类药

维 A 酸是维生素 A 的代谢中间产物，通过调节表皮细胞的有丝分裂和更新，使病变皮肤的增生和分化恢复正常。

1.维胺酯

每次口服 25 mg,一天 2～3 次,用于治疗重度痤疮、银屑病等。

2.异维 A 酸(泰尔丝)

每次口服 10 mg,一天 1～3 次,用于治疗结节型和囊肿型痤疮,聚合性痤疮,油性皮肤基础上发生的严重痤疮。

3.阿维 A

每次口服 10～30 mg,每天 1 次,用于角化性异常性疾病,如严重银屑病的治疗。

注意事项:维 A 酸类药物有致畸作用,服药前应确认没有怀孕,维胺酯停药后需至少避孕6 个月、异维 A 停药后需避孕至少 3 个月、阿维 A 停药后需避孕至少 2 年后才能怀孕。其他不良反应有皮肤黏膜干燥、血脂升高等。

**(三)抗真菌药**

浅表皮肤真菌感染局部外用药即可,而头癣、甲癣及系统性真菌感染则需要系统给药。

1.常用口服抗真菌药

(1)灰黄霉素:口服,主要用于头癣的治疗。

(2)伊曲康唑(斯皮仁诺):口服,主要用于顽固难治或泛发的浅表真菌感染,包括甲癣的治疗。

(3)特比奈芬:口服,主要用于顽固难治或泛发的浅表真菌感染,包括甲癣的治疗。

(4)氟康唑:口服,主要用于全身性念珠菌感染及阴道念珠菌病。伊曲康唑及氟康唑均有注射液,供静脉给药,用于系统性真菌感染的治疗。

(5)制霉菌素:口服。由于本药不被胃肠道吸收,因此以片剂口含或口服用于念珠菌引起的口腔和消化道感染。

2.注意事项

以上药物均有肝毒性,对需长期服药的,如甲癣患者,服药期间应定期检查肝功能。出现异常应停服。

此外,可以静脉给药的抗真菌药还有伏立康唑、两性霉素 B 等,用于治疗系统性真菌感染。

**(四)抗病毒药**

(1)主要为治疗单纯疱疹病毒和水痘带状疱疹病毒的药物,口服药物包括阿昔洛韦、伐昔洛韦、泛昔洛韦等。阿昔洛韦也可以静脉给药，更昔洛韦仅静脉给药。应告诉患者服药后多喝水。

(2)不良反应：需注意肾毒性。肾功能不全性(包括老年人生理性肾功能减退者)，应减少服药量。每次静脉滴注速度要慢(至少 4 小时以上)，以防药物在肾小管内沉积、结晶，出现肾绞痛，造成肾功能损害。肾功能不全者慎用静脉给药。

**(五)糖皮质激素**

糖皮质激素具有抗炎、抗过敏和免疫抑制等作用。需系统应用糖皮质激素的皮肤病包括过敏性休克、伴喉头水肿的急性荨麻疹或血管神经性水肿、严重药物性皮炎、严重接触性皮炎、重症多形红斑、自身免疫性疾病(系统性红斑狼疮、皮肌炎、自身免疫性大疱病等)等。

1.常用的糖皮质激素

(1)氢化可的松：一般静脉滴注 100～300 mg/d，适于短期使用。

(2)地塞米松：一般 2～10 mg/d，口服、静脉注射、肌内注射。

(3)泼尼松：一般 20～40 mg/d，口服。

(4)泼尼松龙：一般 20～40 mg/d，口服，不需经过肝脏转化可直接发挥效应，适用于肝功能不全者。

(5)甲泼尼龙：一般 20～40 mg/d，静脉滴注或口服，甲泼尼龙的潴钠作用较弱。

(6)复方倍他米松注射液(德宝松)：每支(1 mL)含二丙酸倍他米松 5 mg 及倍他米松磷酸钠 2 mg。

2.用法用量

根据国家《糖皮质激素类药物临床应用指导原则》，给药应按不同治疗目的选择剂量，一般认为给药剂量(以泼尼松为例)可分为以下几种情况。①长期服用维持剂量：2.5～15.0 mg/d；②小剂量：小于 0.5 mg/(kg · d)；③中等剂量：0.5～1.0 mg/(kg · d)；④大剂量：大于 1.0 mg/(kg · d)；⑤冲击剂量：(以甲泼尼龙为例)7.5～30.0 mg/(kg · d)。

(1)冲击治疗：疗程多小于 5 天。适用于危重症患者的抢救，如过敏性急性喉头水肿、重症大疱性皮肤病、重症药疹等。冲击治疗须配合其他有效治疗措施。

(2)短程治疗：疗程 10 天至半个月。适用于有明确原因的变态反应类疾病，如急性接触性皮炎、药物性皮炎、严重的虫咬反应等。短程治疗须配合其他局部治疗措施，需逐渐减量至停药。为快速缓解症状，可即刻肌内注射2～5 mg 地塞米松，之后口服泼尼松，并递减至停药。也可即刻肌内注射一支德宝松。

(3)长程治疗：疗程大于3个月。适用于反复发作、多器官受累的慢性自身免疫性疾病，如系统性红斑狼疮、天疱疮、大疱性类天疱疮等。

(4)维持治疗：可采用每天或隔日给药，停药前亦应逐步过渡到隔日疗法后逐渐停药。

3.注意事项

有活动性胃及十二指肠溃疡、严重精神病史、癫痫者禁用。严重的骨质疏松、青光眼、严重糖尿病者禁用。糖皮质激素应用后易发生感染，而且有诱发原有潜伏感染的可能，长期使用之前应排除慢性感染性疾病。

在使用期间应注意有无发生高血压、糖尿病、溃疡病、低血钾、骨质疏松和细菌感染等情况，如有则应给予相应的处理并停药。对长期应用糖皮质激素者，应定期监测：①血糖、尿糖或糖耐量试验，尤其是有糖尿病或糖尿病倾向者；②小儿应定期监测生长和发育情况；③注意白内障、青光眼的发生；④血清电解质和大便隐血；⑤高血压和骨质疏松的检查，对老年人尤应注意。

系统应用糖皮质激素，一定要严格掌握适应证，不要滥用，特别对急性、原因不明的皮肤病，不应随意使用。对慢性荨麻疹、慢性皮炎湿疹，也不主张系统用激素。

### (六)免疫抑制剂

在皮肤科，免疫抑制剂通常与糖皮质激素联合或单独使用，治疗自身免疫性疾病，如天疱疮、大疱性类天疱疮、有系统损害的系统性红斑狼疮、皮肌炎、严重的银屑病等。免疫抑制剂一般有肝肾毒性、骨髓抑制等不良反应；服药期间易致感染；有的还有生殖毒性。所以用药前需要检查血尿常规、肝肾功能、胸片等，用药期间也应定期监测。在皮肤科较为常用的免疫抑制剂有以下几种。

1.甲氨蝶呤

甲氨蝶呤是一种抗代谢类、细胞周期抑制剂。可单独用于重症银屑病、蕈样肉芽肿、淋巴瘤等，也常与糖皮质激素联合应用于自身免疫性疾病如天疱疮、皮肌炎等。甲氨蝶呤有口服及注射液(肌内注射、静脉滴注等)。在皮肤科，一般采用小剂量口服，每周7.5～15 mg，或顿服或分次服用。

注意事项：常见的不良反应有肝损害，肝纤维化甚至肝硬化，尤其是长期服用者，应定期检查肝功能，必要时做肝穿刺检查。

2.环孢素

环孢素是一种抑制辅助性T细胞活化的免疫抑制剂。用于重症银屑病，特别是脓疱型、关节型银屑病的治疗，以及天疱疮、结缔组织病、坏疽性脓皮病等的治疗。

注意事项：常见不良反应有肾功能受损包括血清肌酐、尿素氮升高，高血压，牙龈肿胀，多毛等。服药期间应定期检查肝肾功能、血压等，必要时应监测血药浓度。

3.雷公藤总甙

体外试验表明其有较强抗炎作用和免疫抑制作用。每次口服10～20 mg，一天3次。可用于免疫介导的皮肤病，如白塞病、血管炎、各型银屑病、泛发的扁平苔藓、严重泛发湿疹等。

注意事项：长期服用应注意监测肝肾功能，在女性可造成月经紊乱、闭经，男性可使精子减少。肝、肾功能不全者，白细胞计数减少者，孕妇及哺乳期妇女忌用，年老体弱者及儿童慎用。同类药物有昆明山海棠等。

**(七)其他**

1.沙利度胺(反应停)

可能通过抑制TNF-α来介导抗炎和免疫调节作用。适用于Ⅱ型麻风反应、皮肤型红斑狼疮、嗜中性皮病等。每次口服25～50 mg，一天2～3次。本药有强致畸作用，孕妇严禁服用，生育期女性服药期间要避孕。

2.羟氯喹

有抗疟、抗炎作用。每次口服100～200 mg，一天2次。在皮肤科，主要适应证是盘状红斑狼疮、亚急性皮肤型红斑狼疮、肿胀型红斑狼疮、多形性日光疹、光敏性皮肤病等。由于需长期服用，服药前及服药期间(每半年)须去眼科检查视野及眼底，一旦出现异常应停药。

3.氨苯砜

与其他抗麻风药联合用于各型麻风的治疗。本药是疱疹样皮炎、线状IgA大疱性皮病的特效药，还适用于非感染性、以嗜中性粒细胞浸润为主的炎症性皮肤病，如白细胞碎裂性血管炎、持久性隆起性红斑、无菌性脓疱性皮肤病等。每次口服25～50 mg，一天1～2次。严重的不良反应有：出现溶血性贫血，服药后应密切关注血色素的变化及血尿胆红素的水平；出现氨苯砜综合征：发生在服药4～6周。后者一旦出现，应立即停药。

# 第三节 手术治疗

手术在皮肤科常用于活检、体表肿物切除、毛发移植等。

需要术前评估，制订手术方案，告知患者手术的目的及并发症，签订术前谈话记录。术前还需考虑患者有无对麻药、抗生素或其他材料过敏的可能；有无感染的情况（HIV、乙肝）；患者有没有在用抗凝药。麻醉的选择取决于术区的面积和位置，常采用标准浸润式麻醉。

小的皮损可做梭形切口、直接缝合，但若遇到下述情况，建议到专科治疗。皮肤外科可能采取的措施：①大的皮损切除后需皮瓣覆盖缝合。②莫氏显微描记手术是一种专业用于切除高危皮肤肿瘤的手术和病理学技术，适于单一灶性连续侵袭性生长的恶性肿瘤，如头面部肿瘤或躯体其他部位直径大于 2 cm 的皮肤鳞癌和基底细胞癌；角化棘皮瘤、乳房外湿疹样癌、皮脂腺癌、疣状癌等。这种方法可以尽量少切除正常组织，而达到较高的治愈率，但手术时间较长。

皮肤科的常用手术治疗技术如下。

## 一、皮肤的切开、闭合及活检术

皮肤的切开、闭合是皮肤外科领域最基本的技术。出于诊断目的获取一小块皮肤组织并送病理检查，该过程称为活检术。如果是为了治疗切取组织，通常叫作肿物切除，常被切除的良性肿物有色素痣、表皮囊肿（俗称粉瘤）等，恶性肿物则有基底细胞癌、鳞状细胞癌、乳房外 Paget 病、恶性黑素瘤等。

### （一）活检术

活检术最常用的手段有两种——环钻活检术与切除活检术。

1.环钻活检术

环钻由两部分组成，即有锋利游离缘的圆柱状钢圈和手柄。环钻活检的过程为：确认皮损范围和取材部位；碘伏消毒 3 遍；局部浸润麻醉；用一只手的两根手指绷紧皮损部位皮肤，另一只手（优势手）握住环钻，刺入皮肤，以一个方向旋转使环钻逐渐深入皮肤，移开环钻；用镊子轻轻夹住被钻的组织，另一只手用剪刀从半游离的组织基底水平剪断组织；将钻下的标本置入标本瓶；利用 4-0（躯干四肢）或 6-0（头面部）尼龙线或丝线间断缝合（详见缝合技术）；外敷创可贴；往标本瓶中倒入 10%甲醛溶液（没过标本即可），在标本瓶外标记患者信息。

2.切除活检术

一般应用15号或11号手术刀片。切除活检过程：确认皮损范围和取材部位；用记号笔或甲紫标记准备切除的轨迹；碘伏消毒3遍；局部浸润麻醉；手术刀垂直入刀刺入皮肤直达脂肪层，沿标记线切开全层皮肤，再水平离断标本；将钻下的标本置入标本瓶；彻底止血；利用4-0（躯干四肢）或6-0（头面部）尼龙线或丝线间断缝合；外敷创可贴；往标本瓶中倒入10％甲醛溶液（没过标本即可），在标本瓶外标记患者信息。

实施活检时，应尽量选择新鲜皮损，不要选择坏死、破溃或溃疡的组织；取材部位往往在皮损边缘（非正常皮肤）；切割尽量一次到位，切忌反复拉锯式切割；用镊子抓捏标本时要轻柔，否则易破坏标本微观结构；要彻底止血，必要时加压包扎和增加随访次数。一般情况下，头面部4～6天拆线，躯干7天拆线，四肢和张力较大部位10～14天拆线。

**（二）皮肤的切开**

皮肤切开常使用15号或11号刀片配3号刀柄。前者俗称圆刀，适于较大皮损的连续平滑切割。11号刀片有一尖锐的尖，常用于较小皮损或特殊部位的精细钝切。

皮肤切开一般要求垂直入刀，尽量刺入一步到位，不要反复拉锯式切割。为了切割精确，可先用记号笔描画切割轨迹，切割时为了避免血迹冲掉标记，可先用手术刀沿标记线划痕，再切透皮肤。出于美观目的，切口的设计要遵循一些基本原则。

1.松弛状态皮肤张力线

切口的长轴要尽量与松弛状态皮肤张力线平行，这样设计有利于隐蔽瘢痕。

2.皮肤美容单位

将面部分割成数个区域，每个区域即为一个皮肤美容单位。当设计切口时，尽量不要让缝合轨迹跨越皮肤美容单位的边界。如果切口不得已涉及多个美容单位，闭合时要在每个美容单位内分别修复缺损。

3.梭形切口设计

梭形切口设计是最经典的肿物切除方法，其好处在于缝合轨迹为一平整直线，不会两端翘起，形成“狗耳”。标准的梭形切口长轴宽轴比为1∶3。然而实际工作中，如果一味遵循1∶3的比例，往往发现有过多正常皮肤的损失，会增加切口的长度。故此建议先沿肿物外缘切除肿物，缝合后如果形成“狗耳”再予以修整。总之不同人体不同部位皮肤的质地、弹性都不同，所以形成“狗耳”的能力也不同。

4.根据皮损性质决定切口设计

有些肿物有明显的边界或囊壁，诸如脂肪瘤、表皮囊肿（俗称粉瘤），这时就不要一味地进行梭形切开，正确方法是在肿物上方直线形切开皮肤，然后用止血钳钝性剥离肿物。这样做不仅保证了肿物的完整去除，而且最大可能地减少了切口的张力，对于减轻瘢痕非常有意义。如果肿物没有明显边界，且累及皮肤全层，例如色素痣等，最佳处理措施是梭形切除。如果肿物仅累及表皮，比如脂溢性角化（又称为老年斑或老年疣），则可以采用刮除法。这样做不伤及真皮层，大大减少了发生瘢痕的概率。

皮肤缺损闭合的方法和质量对于术后美观效果非常关键。对于全层皮肤切开的伤口，建议行内外两层缝合。内缝合是指在皮内或皮下缝合，常使用可吸收缝合线间断缝合，头面部常选择 6-0 缝合线，躯干四肢多用 4-0 缝合线，张力较大的部位可以选择 3-0 或更粗的缝合线。内缝合的目的是关闭皮下无效腔和抵消张力，所以说内缝合之后理想的状态是切口两侧的组织紧密贴敷在一起，切口表面聚合形成一条直线。如果皮下有无效腔存在，容易发生淤血、感染，进而影响愈合。如果内缝合未能充分抵消切口的张力，未来是靠外缝合拉紧皮肤，则瘢痕发生的概率会大大增加。外缝合可以选择尼龙线或丝线，粗细选择同内缝合线。外缝合有许多方法，诸如间断缝合、褥式缝合、皮内连续缝合、表面连续缝合等。连续缝合的好处在于速度快，皮内连续缝合更能隐藏线头外观好看。它的不足在于无法应对偶然事件所需要的间断拆线和缝合密度过大。间断缝合看起来比较耗时，但是它能根据张力和皮肤对合的需求进行必要的缝合，尽最大可能减少缝线反应。褥式缝合多用于皮肤非常松弛易形成内翻的部位，例如阴囊皮肤、老年松弛皮肤等。回顾皮肤外科手术，间断缝合用得最多。这里想表述一个理念：切口张力由内缝合抵消，外缝合只起到调整皮肤对合的作用，应该根据需要间断实施，不要一味追求外缝合的均匀好看。

## 二、皮瓣成形术

皮瓣成形术是一种缺损修复的方法。所谓皮瓣，是指从缺损邻位或远位转移皮肤遮盖缺损，被转移的皮肤与供区相连。这个相连的部位被称为蒂。蒂是皮瓣成活的生命供给线，所以设计皮瓣时蒂不能过窄，不能过度扭转，否则就会因为营养不良而致皮瓣坏死。一般来说蒂的宽度不应小于皮瓣长度的 1/4。

皮瓣有很多分类方法。根据蒂中是否有知名动静脉把皮瓣分为随意皮瓣和轴型皮瓣两类。随意皮瓣的蒂内没有知名动静脉，皮瓣成活主要依靠毛细血管网，所以对皮瓣蒂的要求较高。反之轴型皮瓣中因为含有知名动静脉血供好，所以该皮瓣的蒂可以适当窄一些，抗扭转能力也强一些。随意皮瓣操作相对容易一些，应用比轴型皮瓣更为普遍。另一种常用的皮瓣分类方法是根据皮瓣运动的形式进行划分。下面简要介绍几种常见形式。

**（一）推进皮瓣**

推进皮瓣顾名思义是通过水平牵拉移动皮瓣覆盖缺损。标准推进皮瓣呈矩形，长边通常是短边长度的3～4倍。如果皮瓣无法充分覆盖缺损，可以在对侧再做一个推进皮瓣，即双向推进。牵拉皮瓣时皮瓣根部会产生扭曲，一般采用进行 Burrow 三角设计切除可以解决此问题。

**（二）旋转皮瓣**

旋转皮瓣的特点是皮瓣与缺损有一条公共边，以此边为轴顺时针或逆时针旋转覆盖缺损。旋转皮瓣的长边一般是短边的3～4倍。在长边远离缺损的一端常常设计 Burrow 三角以解决“狗耳”问题。

**（三）易位皮瓣**

易位皮瓣是通过皮瓣整体的位移覆盖缺损，运动形式较为复杂。易位皮瓣的刀口比较复杂，实施时要充分考虑刀口的走向，使其符合美容切口的要求。

皮瓣修复较为复杂，不仅要掌握理论，而且需要积累丰富的实践经验。

综上所述，缺损的修复方法多样。值得初学者注意的是修复方法越简单越好，越有利于患者的愈合和恢复美观，能直接缝合就不要做复杂皮瓣，切不可为炫耀而过度、不当应用皮瓣技术。

## 三、皮肤磨削术

皮肤磨削术历史悠久，曾在美容领域风靡。现在认为皮肤磨削术最主要的适应证是瘢痕，无论是痤疮后瘢痕，还是外伤所致瘢痕。临床实践证实，浅而界限清晰的瘢痕治疗效果较好；质地较软的碟形瘢痕能显现一定矫治效果，但很难完全治愈；对于较深的冰锥样瘢痕往往首先采用环钻切除缝合，然后再行磨削成形。有文献认为，手术或外伤所致的瘢痕，创伤缝合6周后是磨削治疗的最佳时机。目前还常用磨削术做白癜风表皮移植受区的处理。对于仅累及表皮的皮肤疾患，例如表皮痣、慢性家族性良性天疱疮等，磨削术也可以作为治疗手段。磨削术技术有多种，各有优缺点，下面扼要介绍一下。

(一)机械磨削

机械磨削设备包括动力装置和磨削头,过去常利用牙科钻,目前有专门设计的皮肤科专用磨削设备。各种机械磨削的差异在于磨削头的质地。磨削头可以是金属丝、磨砂头和金属头。后两者最常用,它们可以被设计成各种大小型号和形状。磨砂头相对廉价,但是砂砾会在使用中脱落,寿命短。机械磨削适应证广,治疗效果明确。

(二)砂纸磨削

砂纸磨削有些像木匠打磨家具表面,即用消毒后的砂纸人工打磨皮肤。这种方法只适用于小面积浅细的小瘢痕,属于微调治疗。磨削时可以用砂纸包裹纱布卷或木块,这样便于操作。

(三)微晶磨削

微晶磨削机的作用原理是:由于存在密闭真空的机内系统,磨削头上的正压出口可以喷出微晶砂(三氧化二铝多棱晶体),经与凹凸部平的皮肤碰撞后,产生磨削效应,最后微晶砂与组织碎屑一同又被处于同一磨削头上的负压口吸收。微晶砂的砂流量及负压均可调控,使用十分方便。由于微晶磨削损伤轻,又有利于保护手术操作人员,所以一度风靡,甚至有人误认为微晶磨削作为新技术新设备,可以取代其他的磨削技术。客观讲微晶磨削也存在缺陷,即磨削层次较浅,只适合于角质层或表皮浅层病变的治疗,从理论上讲诸如萎缩性瘢痕等很多疾患是无法通过微晶磨削治愈的。故此,目前许多皮肤美容外科医师又回归使用钻石头磨削机甚至是砂纸磨削。

(四)脉冲二氧化碳激光和铒激光磨削

脉冲二氧化碳激光磨削与铒激光磨削是近年出现的新技术,利用激光高能量定向治疗的原理,取得精细磨削效果。它们最大的优势是可以精细操作,最准确地把握术者想要磨削的层次,而且同时有止血效应。价格昂贵是该技术没有普及的最大瓶颈。

## 四、腋臭剥离术

腋臭是由于顶泌汗腺分泌物被细菌分解产生异味。腋臭不会威胁患者健康,但是能严重影响其社会生活,所以腋臭是否需要治疗,取决于患者是否觉得生活受到影响。值得注意的是腋臭为主观症状,所以患者的主观感觉会影响治疗效果,医师必须与患者沟通这一点。一般来说评价疗效应由与患者较为疏远的人进行。另外，随访腋臭疗效，应在相对恒定的条件下，坚持一年。

腋臭治疗包括药物治疗，激光、电解等微创治疗，以及手术治疗。药物治疗主要机制是收敛、干燥和味道遮掩，只能短暂缓解症状。激光或电解治疗常作为辅助治疗使用。目前公认手术治疗是最彻底的方法。腋臭治疗手术主要有以下几种术式。

**(一)单纯皮肤组织切除**

在腋窝区域做较大的梭形切除，然后单纯闭合。这种方法损伤大，术后瘢痕挛缩的可能性很大，严重者会影响上肢功能。目前基本淘汰这种术式。

**(二)顶泌汗腺组织盲刮术**

这种方法一度是腋臭治疗最普及的方法。具体过程是在腋窝区做一小切口，在脂肪浅层游离腋窝区皮肤，然后利用特制的刮匙反复搔刮被游离皮肤的真皮侧。这种方法切口小，操作简单，但由于是盲刮，所以有时疗效差强人意。

**(三)顶泌汗腺可视条件下剪除术**

近年多采用顶泌汗腺可视条件下剪除术治疗腋臭。优点在于切口小，治疗效果明确。该术式的切口有多种设计，各有利弊。限于篇幅这里仅介绍一种由中国医师改良发表在国际期刊上的术式——膨胀麻醉下双 W 微小切口可视剪除法治疗腋臭。

手术方法：患者平躺，待治疗侧上肢外展屈曲枕于头下，充分暴露腋窝区域。常规消毒、铺巾。在腋毛区上缘和下缘分别标记两个小 W，长约 2 cm，高约 1 cm。将 60 mL 膨胀液(0.25%利多卡因溶液：1 mL 1∶1 000 肾上腺素，10 mL 2%利多卡因，70 mL 生理盐水)注射于整个腋毛区皮下。沿 W 标记切开全层皮肤，从两个 W 切口相向游离皮下层，注意皮肤底侧保留薄层脂肪，最终使腋毛区皮下完全通透。从两个切口分别翻转皮瓣修剪皮肤底层的脂肪及位于真皮深层的顶泌汗腺。从皮肤真皮侧观察顶泌汗腺表现为粟粒大向皮下方向突出的皮色突起。待修剪完毕后，用纱布及膨胀液冲洗擦拭修剪的区域，确保无明显出血后缝合 W 切口。在切口区域或整个手术区域敷一张油纱或其他防粘连敷料，然后利用植皮后的打包堆加压包扎方法在手术区域堆积纱布条，最后用弹力绷带固定。术后第 3 天换药一次，1 周后拆线。嘱患者 1 个月内不要做上肢剧烈运动，更不要提重物。一般情况下建议患者分两次手术治疗双侧腋窝，因为双手臂同时加压包扎会严重影响生活。两次手术间隔时间 1 周以上。如果患者强烈要求，也可双侧同时手术。该术式的优点包括：①小 W 切口，而且位于腋毛区上下缘，瘢痕不明显。②膨胀液应用不仅起到麻醉作用，而且有助于止血和避免损伤局部血管、神经等组织结构。③可视条件下剪除顶泌汗腺，腋臭治疗效果明确可靠。④两个W位于腋毛区上下缘，当上臂自然下垂时，两个切口位于手术区域的最低端，有利于排出积液淤血，避免了血肿形成，手术后无须放置引流条，方便了患者。⑤打包堆加压包扎和弹力绷带联合应用，压迫止血、固定伤口效果好，比常用的8字绷带包扎方法更简便、更牢固。⑥这种手术设计有利于腋毛区皮瓣的翻转，主要体现在：有两个切口，可以从两端到中间翻转皮瓣；腋窝皮肤弹性较好，且膨胀液的使用也有助于腋毛区皮瓣翻转。

### （四）吸脂术和内镜技术

从原理讲，吸脂术和内镜技术类似于盲刮和可视条件下剪除，只是变刮为吸，从翻转皮瓣暴露组织改为内镜下可视操作。由于吸脂术和内镜都需要特殊设备，所以目前并不普及。

## 五、毛发移植术

毛发移植是皮肤外科的经典术种之一，该技术由皮肤科医师建立并发展普及。

### （一）毛发移植发展历程

Norman Orentreich 被尊称为毛发移植之父，主要原因有：①他最早阐述了毛发移植优势供区理论，为毛发移植技术的成熟发展提供了理论依据；②他进行了大量的临床实践，并把自己的经验毫无保留地传授给他人，以至于最早一批正规化从事毛发移植的医师不是 Orentreich 医师的学生，就是他同事，他对毛发移植技术的普及和后续发展产生了深远影响。美国整形外科医师 Charles Vallis 开始开展毛发移植后出版了专著，并且多次在整形外科学术会议上介绍毛发移植技术，因此被认为是整形外科领域推广毛发移植的第一人。美国皮肤科医师 Robert Limmer 研究单毛囊移植技术，该成果使他成为毛囊单位毛发移植技术的创始人。总之，从小区域皮片移植到环钻毛发移植，再到微小毛发移植和毛囊单位毛发移植，毛发移植的单位越来越小，效果也越来越自然。

### （二）毛发移植原理

毛发移植之父 Norman Orentreich 医师最早提出了毛发移植供区优势理论，具体内容就是枕部毛发不受雄性激素调节，一般不会脱落，对于雄性激素脱发的患者，即使将枕部毛发移植到受雄性激素调节的其他头皮区域，也不会发生脱落。正因为这一理论的建立，使得毛发移植治疗雄性激素脱发获得理论支持，而且为毛发移植赢得了广阔市场。当然毛发移植的良好效果还依赖于两个美学原理：①正常的头发密度远远大于人肉眼可分辨的密度，即在少于正常毛发数量的情况下，如果是均匀分布，仍有可能达到“浓密秀发”的效果；②头发美观效果与前额发际线密切相关，换言之，良好的发际线能在心理上部分满足患者对“浓密秀发”的需求。基于上述原理，为患者设计符合年龄特征自然美观的发际线，然后从枕部切取带毛发的皮片，将皮片分割后再把毛发均匀栽种于脱发区，就可以满足患者对“浓密秀发”的期待。

**（三）毛发移植适应证**

男性雄性激素性脱发是毛发移植的经典适应证。女性雄性激素脱发也可以采用毛发移植进行塑形。此外瘢痕性脱发、顽固性斑秃等都可以采用毛发移植恢复外观。毛发移植还可以用于眉毛、睫毛、阴毛的塑形。

**（四）毛发移植基本过程**

1.术前准备

毛发移植需要一个熟练的团队完成，通常由 1 名医师、1 名护士、2～4 名分离毛囊的技术人员组成。手术前，要计算患者受毛区面积和供毛区毛发密度，进而计算出枕部供区头皮的长宽。一般来说，受区栽植密度为 30～40 根/平方厘米。术前要与患者有充分的沟通，让其对治疗效果有恰当的期待。患者应在术前洗头。

2.枕部供皮区制备

根据计算结果，在枕骨隆凸沿线切取一长条状头皮，一般宽度不要大于 1.2 cm。切割时入刀方向要与毛流一致，且深切至脂肪中层，尽量减少皮片周缘毛囊的离断。彻底止血后间断缝合枕部缺损，同时加压包扎。此后患者可做短暂的休息。

3.毛囊单位处理

清洗切下的供区头皮，然后将其转移至分毛区。技术员负责将供区头皮分割成块，再分成片，最后分离出一根根独立的毛囊单位。整个过程中要注意保湿保温，最好将毛囊组织包裹在冰水浸湿的纱布中，分割过程也要不断滴淋冰水。

4.受毛区处理

患者重新躺在手术台上，麻醉后，根据设计用植毛刀在受毛区打孔。注意发际线上毛发不能过密过直。注意术中止血。打孔完毕后就可以将部分分离好的毛囊单位通过植毛镊插入先前打好的孔内。为了保证成活率,要求从供区头皮切割下来到完成毛发移植的时间应小于4小时。植完毛囊单位后,局部用生理盐水清洗,额部外裹弹力绷带防止颜面水肿。最后松松戴上一顶手术帽。

5.术后处理

术后3天内患者应半卧位,而且每天用生理盐水喷壶清洗血痂。2周枕部拆线。一般植入的毛囊3个月左右会进入退行期和休止期,故而植入的毛发会脱落。事先应告知患者不必紧张,这不意味着手术失败。大约半年到1年后,植入的毛囊会重新进入生长期,那时才是评判毛发移植效果的时候。

# 第三章

# 物理性皮肤病

## 第一节 多形性日光疹

多形性日光疹发生于日光暴露部位，表现为多形性皮疹、反复发作的光感性慢性炎症性疾病。大多数病例的致病光谱在 UVA 范围内，但有的病例由 UVB 或既对 UVA 又对 UVB 致病。发病与季节有明显关系，春季症状加重，秋冬自行减轻或消退，来年又可复发；病程长短不一，经过慢性，自觉瘙痒，可持续多年。部分有家族光敏史。

### 一、流行病学

#### (一)发病率

多形性日光诊为最常见的光敏性皮肤病。发病率在波士顿为 10%，伦敦为 14%，瑞典为 21%。平均发病年龄 23 岁，女性多见。所有人种均可发生，但常见 SPT Ⅰ、Ⅱ、Ⅲ和Ⅳ的人群，美国印第安人(北美和南美)易发生光化性痒疹，为多形日光疹的遗传。

#### (二)地理分布

多形日光疹在全年有强烈日光照射地区少见，适应持续日光照射的个体亦少发生。事实上，多形日光疹多见于冬季首次北纬地区来热带地区短暂旅行的北方人。

### 二、病因与发病机制

病因目前尚不清楚。目前一般认为由日光诱发的迟发型超敏反应介导，且致病光谱较宽，UVA、UVB 和可见光均可。其发生也可能与遗传、内分泌、微量元素、代谢异常等有关。

## 三、临床特点

多发于春夏季，好发于成年人，一般日晒后几小时或4天后发病，常于面颊、鼻背、颈部、胸上部“V”形区、前臂、手背等曝光区发生多形性皮疹，也可发生在非暴露部位如肩、上臂、股、小腿等处。皮疹常以一型为主。根据皮疹主要形态，一般分为斑块型、多形红斑型、湿疹型、痒疹型和荨麻疹型。

### （一）斑块型

损害特点是红色或暗红色片状或稍隆起的浸润性斑块，2～5分硬币大小，严重而长久者周围毛细血管扩张或皮肤异色症状改变。消退后遗留色素沉着或减退。自觉剧痒。本型多见。

### （二）多形红斑型

损害为大小不等，境界清楚的红色、暗红色水肿性斑丘疹，似虹膜样，消退后遗留色素沉着。

### （三）湿疹型

局部水肿明显，其表面可见密集的丘疹，水疱或糜烂、渗出、结痂及脱屑，如湿疹样外观，自觉剧痒。本型亦多见。

### （四）痒疹型

面部及上肢曝光部位皮肤发生红斑、米粒至绿豆大小丘疹、结节，日久局部皮肤苔藓样变，自觉瘙痒，消退后遗留色素沉着。本型少见。

### （五）荨麻疹型

荨麻疹型也称日光性荨麻疹，常发生于30或40岁后，日晒后起刺痒性风团，10～15分钟达高峰，伴寒战、疲倦乏力、眩晕、腹痛等症状。持续1小时后消退。

## 四、组织病理

特征性改变为真皮乳头高度水肿，苍白淡染，真皮浅层及深层血管周围有以淋巴细胞为主的混合类型炎症细胞浸润。但多形日光疹组织病理如同临床一样，可以多变，有的可见表皮海绵水肿，表皮内水疱及个别坏死的角质形成细胞，有的仅有浅层及深层血管周围炎，而无明显的乳头水肿。

## 五、实验室检查

用人工紫外线光源作皮肤敏感试验显示对UVB敏感，偶尔对长波紫外线敏感。

## 六、诊断和鉴别诊断

主要根据发生于青年女性曝光部位的多形性皮损，但以某一类型为主进行诊断，常反复发作，可有光斑试验阳性、紫外线红斑试验异常反应。

本病应与湿疹、慢性光化性皮炎、盘状红斑狼疮等进行鉴别。

### (一)湿疹

皮损多型性，可见与非暴露部位或全身，与日光、季节无明显关系。

### (二)慢性光化性皮炎

主要发生于 50 岁以上男性，病情持久，可由春夏持续到冬季，可见于非曝光部位。

## 七、治疗

### (一)避免日晒

必须告诉患者在发病季节尽量避免日晒，在发病季节前让患者逐渐增加日晒量，以提高皮肤对日晒的耐受。

### (二)局部治疗

原则是遮光、止痒及消炎。

(1)15%氧化锌软膏，为反射性遮光剂，每天 2 次或外出前外用。

(2)2%二氧化钛霜，亦为反射性遮光剂，每天 2 次或外出前外用。

(3)4%二苯甲酮洗剂或霜，每周 2～3 次外用，可遮蔽 UVA、UVB。

(4)5%～10%对氨基苯甲酸(PABA)酊或乳剂，每天 2～3 次外用。

(5)二羟基丙酮及萘醌洗剂，每天 2 次，效果好。

(6)糖皮质激素常用曲安奈德霜，每天 2～3 次外用。艾洛松，每天 2～3 次外用。

(7)曲安奈德 5 mg/mL 于慢性苔藓化及斑块性皮损的皮下或皮内注射，每周 1 次。

(8)其他，可外用水杨酸或肉桂酸盐制剂等。

### (三)全身治疗

1.抗组胺剂

常用赛庚啶，剂量 2～4 mg，每天 2～3 次口服；氯苯那敏 4～8 mg，每天 2～

3 次口服；西替利嗪10 mg，每天一次口服。

2.抗疟药物

氯喹 125 mg，每天 2～3 次口服，病情控制后减至每天 1 次，氯喹可引起眼损害，可发生不可逆的视网膜病，用前行眼科检查，定期复查；硫酸羟氯喹，200 mg，每天 2 次，治疗 1 周后每2～4 天递减药量1 次，或 200 mg/d，1～2 周后病情可控制。可间断治疗 1～2 年。羟氯喹对眼毒性轻，而适合于每年 6～8 月份重复治疗，每天服 400 mg，1 月后改为每天 200 mg，但也需要行眼科检查。

3.糖皮质激素

用于皮损严重者，尤其湿疹样改变。常用泼尼松 30～40 mg/d，1 周，病情控制后逐渐减量至停药。或用地塞米松 5～7.5 mg，加入 5%葡萄糖液 250 mL 或 500 mL 静脉滴注，每天1 次，1 周后逐渐减量。

4.硫唑嘌呤

国外学者认为此药是治疗本病最有效的药物，对严重高度光敏者及湿疹样患者最有效。剂量50 mg，每天 2 次，一般 2～4 个月病情可缓解，少量用 6～8 个月可停药。用药期间定期复查白细胞，血小板及肝功能。

5.β-胡萝卜素

可减少游离射线并减少氧活性，剂量小儿每天 30～90 mg，成人每天 90～180 mg，分服。

6.沙度利胺

口服剂量每天 150～200 mg，并持续 2～6 个月。可试用于严重者。孕妇禁用。

7.对氨基苯甲酸(PABA)

0.3 g，每天 3 次，口服连续 6 周以上。

8.维生素类

维生素 $B_{12}$ 0.5 mg，每天1 次，肌内注射；维生素 C 0.2 g，每天 3 次口服；维生素 $B_6$ 20 mg，每天3 次口服；菸酰胺 500 mg，每天 3 次口服，可阻抑或减弱光敏反应，如用 0.9～1.2 g/d，对重症病例有效，有人用超大剂量 3～5 g/d 口服，与氯喹疗效相当，且无不良反应。

**(四)物理疗法**

8-甲氧沙林(8-MOP)和长波紫外线(PUVA)照射，对活动期疾病有效。成人照前2小时口服甲氧沙林片5片，PUVA照射从最小光毒量或1 J开始。如在春夏季前照射亦有预防作用。如用UVA、UVB照射亦有预防作用。

**(五)中医药治疗**

1.内用

本病可分为四型辨证论治。

(1)血热淤阻型：多见于斑块型，治宜凉血活血，方用凉血五花汤或皮炎汤加减。

(2)风热夹湿型：多见于多形红斑型，治宜清热祛风燥湿，方用荆防汤加减。

(3)肝胆湿热型：多见于湿疹型，治宜清热除湿，方用龙胆泻肝汤或利湿清热方加减。

(4)肝郁血淤型：多见于痒疹型，治宜舒肝活血，方用丹栀逍遥散合桃红四物汤加减。

2.外用

重症有水疱渗出者马齿苋煎水冷敷；轻者外涂清凉油或外用甘草油后，扑止痒粉或如意金黄散、化毒散或鲜马齿苋或鲜白菜帮捣烂调成糊状外用。

## 八、卫生宣教

(1)避免午间阳光，最重要的是上午9时至下午4时(或上午10时至下午3时)期间避免曝光，可减少大部的UVB辐射，这对于UVB敏感者有效，但对UVA敏感者无意义。另外，应穿保护性衣服，戴编织紧密的帽子(草帽或凉帽)，手套是很重要的。尤其对职业原因不能避免日光照射及对光极敏感患者更为重要。

(2)经常进行户外活动(上午9时前，下午4时后，接受小量UVB照射)，逐步提高机体对紫外线耐受性。

## 九、预后

病程慢性，可复发，每个季节可能加重。虽然有些患者夏末可出现“耐受”，但次年春季或者患者冬季旅行至热带地区仍可发生。然而，数年后，损害可自发改善甚至不复发。

# 第二节 日 晒 伤

日晒伤又称晒斑、日光红斑或日光性皮炎，是由于强烈日光照射皮肤（主要是中波紫外线）后发生的一种急性光毒性反应。临床表现为红斑、水肿甚至大疱。

## 一、病因及发病机制

中波紫外线（UVB，290～320 nm）为本病主要的作用光谱，长波紫外线（UVA，320～400 nm）也具一定作用。其炎症反应程度与照射时间、环境、肤色深浅、体质等因素有关。人体受到的紫外线照射除来自太阳直射外，还有部分紫外线来自沙、冰雪、水面的反射作用，并随纬度增高而增加。夏季、热带紫外线强度大。UVB、UVA在日晒伤中最重要的作用方式是直接损伤DNA，其次是间接氧化损伤。紫外线作用人体皮肤，严重者可导致局部器官或系统性免疫抑制。在分子水平，可造成DNA损伤并产生一些光产物，通常需要核苷酸切除来修复。紫外线可使表皮角质形成细胞结构、功能发生改变，所释放的各种炎症介质如前列腺素（$PGE_2$、$PGF_{2\alpha}$）、组胺、血清素和激肽等激发炎症反应，尤其前列腺素，在血管扩张中起重要作用，导致红斑发生。

## 二、临床表现

春夏季多见。妇女、儿童或浅肤色的人以及长期从事室内工作突然曝晒的人易发生。日晒后经数十分钟至数小时潜伏期，暴露部位出现境界清楚的红斑、水肿（图3-1），灼痛，至12小时后达到高峰。轻者1～2天红斑逐渐减轻或消退，继之脱屑而留有色素沉着。重者出现弥漫性水肿并发生水疱、大疱、糜烂、结痂。一周左右消退，遗留色素沉着或色素减退。自觉局部灼痛、瘙痒感。重者可出现全身症状，如发热、头痛、恶心、心动过速，甚至出现中暑、休克等症状。

紫外线照射后，皮肤色素改变呈双相变化，即速发色素加深和迟发黑素形成。前者在UVB、UVA和可见光照射后迅速发生，由存在于皮肤的黑素发生变化所致；迟发性晒黑在UVB照射后2～3天开始出现，并持续10～14天。

急性晒伤可作为一些光促发性疾病的激发因素，如单纯疱疹、红斑狼疮、多形性日光疹、迟发性皮肤卟啉病、日光性荨麻疹、多形红斑和白癜风等的发生、复发和加剧。

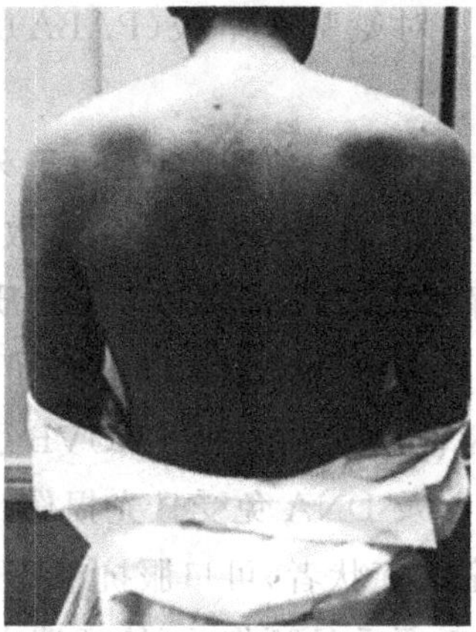

图 3-1　日晒伤

## 三、组织病理

表皮内出现晒斑细胞，即角化不良细胞，胞浆均质红染，核固缩或核溶解、碎裂。可成簇或融合成片；表皮内有海绵形成、角质形成细胞空泡化。真皮炎症轻，乳头层和血管周围水肿，中性粒细胞浸润。

## 四、诊断与鉴别诊断

有过度日晒史，暴露部位皮肤出现红斑、水肿或水疱，逐渐消退而遗留色素沉着，自觉灼痛，与季节有明显关系，一般容易诊断。必要时结合组织病理，在表皮内见到日晒伤细胞。本病应与下列疾病进行鉴别。

### (一)接触性皮炎

有明确接触刺激物史，与日晒及季节无关，皮疹发生于接触刺激物部位。斑贴试验确定致敏原，可资鉴别。

### (二)烟酸缺乏症

除日晒部位外，非曝光部位亦可发生红斑，皮肤粗糙而缺乏弹性，角化过度，并有腹泻和神经精神症状。

## 五、预防和治疗

(1)经常参加室外活动，使肤色逐渐加深，以增强皮肤对日晒的耐受性，是预防本病发生的关键。

(2)避免日照强烈时(上午 10 时至下午 2 时)外出，可采取少量多次的室外活动，对日光感受性较强的人，外出时穿长袖衣衫、戴宽边帽、撑伞、戴手套。

(3)外用遮光剂。如5%对氨基苯甲酸(PABA)乳剂或酊剂、5%二氧化钛霜、10%氧化锌霜等。

(4)局部治疗:以消炎、安抚、止痛为原则。一般外用炉甘石洗剂,严重者可用冰牛奶、1%～3%硼酸溶液或生理盐水冷湿敷,每2～3小时湿敷20～30分钟,可起到明显的缓解作用。之后可外用糖皮质激素霜或2.5%吲哚美辛(消炎痛)溶液,对局部红肿热痛有明显的减轻作用,但不宜大面积使用。近年来发现绿茶多酚有光保护作用,可减轻UVA和UVB引起的红斑反应,使晒斑细胞数减少,保护朗格汉斯细胞及DNA免受日光损伤。

(5)全身治疗:适于有全身症状者,可口服抗组胺剂及少量镇静剂,若灼痛明显者,酌加消炎止痛药。对于严重日晒伤,可给予糖皮质激素,以防止UVB引起的损伤,并给予补液及其他对症处理。

## 第三节 手足皲裂

手足皲裂是指手足皮肤因各种原因而致的干燥、开裂。在寒冷季节从事露天作业及接触溶脂性、吸水性及碱性物质的劳动者最多见。

### 一、病因与发病机制

手足部容易发生皮肤皲裂与多种内外因素有关。掌跖部皮肤解剖生理特点为角质层较厚、无皮脂腺,加之冬季汗液分泌少,皮肤容易干燥;另外各种机械性和物理化学因素的刺激,如酸碱、有机溶媒的脱脂作用,当局部活动、摩擦、外伤时即可致皮肤皲裂。老年人、鱼鳞病、掌跖角化症、角化型手足癣等患者更易发病。

### 二、临床表现

手足皲裂常见于成人及老年人,部分患者发病有职业因素。好发于指屈面、指关节背面、甲周、手掌、足跟、足跖外侧等部位,多顺皮纹方向发生。皮损为深浅、长短不一的皮肤线状裂隙,在皮肤角层厚处更深,甚至出血,常有疼痛。根据裂隙深浅程度可分为三度:一度仅达表皮,无出血及疼痛等症状;二度由表皮深入真皮浅层,可有轻度疼痛,但不引起出血;三度由表皮深入真皮和皮下组织,常引起出血和疼痛。

## 三、诊断及鉴别诊断

根据手足皲裂的临床特点，诊断并不困难，但需与下列疾病鉴别。

### (一)手足癣

主要是角化皲裂型手足癣。常局限于一侧掌、跖和指趾间，很少局限于足跟。原发损害为丘疱疹。常有痒感，甚少疼痛与出血。常并发指、趾甲癣。鳞屑直接镜检可找到真菌。

手足皲裂可并发手足癣，二病可互为因果。并发率可达30%～85%。

### (二)手足湿疹

急性或亚急性时原发损害多为红斑、丘疹、水疱等。慢性湿疹常位于掌跖，并累及手足背部，且多伴皮肤粗厚或苔藓化，故二者可鉴别。

### (三)鱼鳞病与掌跖角化病

有时在鱼鳞病与掌跖角化病的基础上并发手足皲裂，寒冷季节鱼鳞病加重时，两病伴发率可达24%～47%。

## 四、治疗

本病的治疗主要是局部外用角质离解剂和保湿剂，使损害处角质水合、软化、滋润，促使皲裂弥合。一般选用尿囊素软膏、15%尿素软膏、0.1%维A酸霜或10%硫黄水杨酸软膏、愈裂贴硬膏等。注意宜在温热水浸泡片刻拭干后厚搽。

### (一)2%～5%尿囊素霜

2%～5%尿囊素霜是治疗手足皲裂的一种比较理想的药物。临床证实2%尿囊素与10%～20%尿素具有相等的活性，其疗效明显优于15%尿素霜及单纯霜。用1%尿囊素水杨酸复盐霜治疗皲裂，疗效亦优于1%尿囊素霜。

### (二)水解明胶霜

水解明胶与尿素均有较强的水合作用，可防止皮肤干燥，加速细胞生长，从而修复和促进裂口的愈合。有人使用水解明胶霜治疗手足皲裂，疗效明显优于常用的尿素脂及硫黄水杨酸软膏。

### (三)甘油搽剂

甘油60%、红花油15%、青黛4%、香水1%，75%乙醇，将各药混合调匀外搽，每天3次，可在3～7天使手足皲裂治愈。

**(四)愈裂贴膏**

愈裂贴膏是以尿囊素、白及、维A酸及苯丙咪唑掺入到普通氧化锌橡皮膏中制成的硬膏剂型。其中2号(尿囊素0.14 g、白及100.0 g)、3号(尿囊素0.14 g、维生素A酸0.12 g、苯丙咪唑1.0 g)对足手皲裂疗效显著。用药前先用热水浸泡患处,使角质软化,若角质过厚可用刀片削薄,然后按皮损大小剪取大于皮损面积的愈裂膏敷贴,每2～3天更换1次或每天1次。

**(五)中药验方**

1.白甘寄奴膏

白及、甘草、刘寄奴、甘油、凡士林,按2∶1∶1∶20∶20的比例配方。将白及、甘草、刘寄奴分别研粉,凡士林加热熔化,待冷却后,再将上药和甘油、凡士林混合拌匀备用。使用方法:入冬前后经常用热水浸泡手足,然后涂上药膏。若已生皲裂,先将患处用热水浸泡20～30分钟,去污并剪掉硬皮,然后涂上药膏,每天早晚各1次,7天可愈。

2.皲灵膏

当归、生甘草各30 g,姜黄90 g,紫草10 g,轻粉、冰片各6 g,麻油、蜂蜡适量。将前4味药在麻油中浸泡7天,然后在炉火上将诸药熬至枯黄,离火去渣滤过,再加入轻粉、冰片(先研末),再投入蜂蜡熔化调匀即可外涂。每天2～3次,10天左右渐愈。

3.龙象膏

煅龙骨60 g,象皮40 g,珍珠粉8 g,血竭6 g,儿茶6 g,乳香6 g,没药6 g。共研细末,过筛。取白凡士林200 g加热熔化后,投入上药拌匀,冷却备用。用药前,以温开水洗净皲裂处,薄涂药一层,每天2～4次,可外用纱布包扎。

4.双白散

白蔹、白及各30 g,大黄50 g,焙黄研粉。用法:患处热水浸泡洗净拭干,取上述药少许加适量蜂蜜调成糊状,每天3～5次涂抹于患处。

5.皲裂熏洗方

方用地骨皮、白鲜皮。苦参、甘草各30 g,水煎趁热熏洗,每次浸泡30分钟,每天2次,连用7天为1个疗程。平时外搽甘草油制备:甘草100 g,75%乙醇200 mL、甘油200 mL。先将甘草研粉过筛,浸入乙醇内24小时,滤去甘草,于浸出液中加入甘油混匀即可。

6.养血润肤汤

黄芪、生地黄、熟地黄各15 g,当归、川芎、麦冬各12 g,刺蒺藜、首乌藤各

30 g，白芍、桂枝各 10 g，甘草 9 g，阴津亏甚者加黄精 10 g，枸杞子 12 g，阳虚气弱者加党参 15 g，淫羊藿 15 g，水煎服，每天 1 剂，10 天为 1 个疗程。药渣煮过后浸泡手足 20～30 分钟，浅表真菌感染者洗药中加入地肤子 30 g，皂角刺 30 g。

7.麦白膏

麦冬 30 g 浸泡变软后捣烂，加白及粉 30 g，白矾粉 30 g，紫草油 10 g，凡士林 80 g，调成糊状，制好备用。待皮损处用药液浸泡后均匀涂抹，纱布固定，再用一次性手套或脚套封包，每晚更换 1 次。

### 五、预防

对手足皲裂应防治结合，防重于治。预防措施包括以下几点。

(1)去除引起皲裂的原因，对同时并存的手足癣、湿疹和鱼鳞病等进行治疗。

(2)少用肥皂及碱性物质洗手。

(3)冬季应注意防寒保暖，劳动后用热水浸泡手足，洗净擦干后擦防裂油、蛤蜊油、甘油搽剂(甘油 60%，红花油 15%，青黛 4%，香水 1%，75%乙醇)和凡士林等保护皮肤。

(4)注意职业防护，尽量避免用手足直接接触酸、碱、有机溶媒及吸水物质。

## 第四节 鸡眼与胼胝

### 一、鸡眼

鸡眼是足部皮肤局部长期受压和摩擦引起的角质增生。中医称为“肉刺”。

#### (一)病因及发病机制

长久站立和行走的人较易发生，摩擦和压迫是主要诱因。紧窄的鞋靴或畸形的足骨可使足部遭受摩擦或受压部位的角质层增厚，且向内推进，成为顶端向内的圆锥形角质物。

#### (二)临床表现

皮损为圆形或椭圆形的局限性角质增生，针头至蚕豆大小，呈淡黄或深黄色，表面光滑与皮面平或稍隆起，境界清楚，中心有倒圆锥状角质栓嵌入真皮。在趾间带有浸渍变软。因角质栓尖端刺激真皮乳头部的神经末梢，引起疼痛。

鸡眼好发于足跖前中部第3跖骨头处、踇趾胫侧缘，也见于小趾及第2趾趾背或趾间。

**(三)诊断及鉴别诊断**

本病根据损害特点及好发部位一般诊断不难。应鉴别者如下。

1.跖疣

不限于足底受压部位，表面呈乳头状角质增生，皮纹中断常有黑色出血点，挤压痛较压痛明显。

2.胼胝

见于跖部压迫处，不整形角化斑片或条状，表面光滑，边缘不清，行走或摩擦不引起疼痛。

3.掌跖点状角化病

掌跖部多发性孤立和圆锥形角质物，不楔入皮内，不限于受摩擦部位。

**(四)治疗**

1.外用腐蚀剂

市售鸡眼膏(成药)外贴或鸡眼软膏外敷，也可用10%水杨酸冰醋酸、30%水杨酸火棉胶及水晶膏等，或用纯水杨酸、高锰酸钾结晶、芒硝敷于损害处。外用腐蚀剂须保护周围皮肤，可将氧化锌胶布中央剪一小孔，大小与皮损相同，粘贴在皮肤损害处并使皮损露出，另用胶布细条搓成索状围住孔成堤状，然后敷药再以大块胶布覆盖，封包3～7天换药1次，直至脱落。

(1)鸡眼软膏处方：水杨酸80.0 g，乳酸15.0 g，凡士林5.0 g。

(2)水晶膏处方：水杨酸50 g，石炭酸10 mL，冰片5 g，普鲁卡因粉5 g，0.5%火棉胶10 mL，75%乙醇适量，先将水杨酸、冰片、普鲁卡因研末，加入火棉胶、石炭酸后，再用75%乙醇调成糊状备用，外敷方法同上。

2.皮损内注射

2%苯酚液(生理盐水98 mL与苯酚2 mL混匀)。局部常规消毒后，以5号针头从邻近软皮呈45°斜刺入鸡眼基底部，注药1～2 mL。一般7天后鸡眼变软，2周痊愈，不愈者可反复注射。亦有用2%碘酊皮损内注射，方法同上，一般注药0.5～0.8 mL，1或2次治疗可痊愈。

3.穴位注射

取穴：三阴交、太溪、然谷、涌泉、昆仑穴。药物：2%普鲁卡因2 mL，维生素$B_{12}$ 500 μg，维生素$B_1$ 100 mg，泼尼松龙1 mL。局部消毒后，按顺序从三阴交至涌泉穴逐个注射，快速进针得气后回抽无回血即可推药。每周1次，连用3或4次，注射后逐个穴位按摩1～2分钟，每晚用热水浸泡脚，以促使血液循环和角质软化（注射当晚不要浸泡）。

4.中草药验方

(1)鸦胆子仁捣烂外敷，隔6天换药1次。

(2)蜂蜡骨碎补膏外敷（蜂蜡60 g，骨碎补30 g，蜂蜡加热熬化后加入骨碎补细末拌匀成膏即可），1周左右鸡眼可脱落，一般重复2次可痊愈。亦有用蜂胶石榴皮膏（将冷冻后的蜂胶20 g，用70%乙醇100 mL溶解，加入60 g石榴皮粉，过60目筛后混匀即可）外涂鸡眼表面，塑料薄膜封包，3天换药1次。

(3)沙参丹参汤内服治疗鸡眼：沙参、丹参各50 g每天1剂水煎服，连服2～4周，有效率为92.6%。虚寒者及孕妇忌服。

5.外科治疗

(1)鸡眼挖除术：一般不须做麻醉。常规消毒后，用11号手术刀将鸡眼表面角质层削除露出白色角质栓，分清与正常组织分界的乳白色环，用刀沿此环分离后取出鸡眼栓，然后，将鸡眼基底膜剥离干净，以免复发。

(2)咬骨钳拔鸡眼术：先用咬骨钳将鸡眼周围角质层咬除（以不出血为度），至鸡眼栓子成为一个孤立的圆柱，高出皮肤0.3～0.8 cm时，常规消毒鸡眼周围皮肤及咬骨钳，然后用手捏起鸡眼基底部（起固定与止血作用）用另一手持咬骨钳，咬住鸡眼根部用力向外拔出，用敷料压迫止血，再用胶布固定48小时即可。

(3)冷冻加剥离术治疗鸡眼：先削去鸡眼上部的角质层，选用大小合适的冷头，对准病损加压接触，采用1次冻融法，使局部变成Ⅱ度冻伤状态为宜。24小时后用盐水浸泡半小时左右，再用尖头手术刀沿血疱与正常皮肤分界边缘划开剥离，以有齿镊钳住，将鸡眼完整取出，清理创面压迫止血后再行包扎，待组织修复。结果与单用液氮冷冻对比，两组痊愈率有非常显著差异。

6.物理治疗

(1)双极磁针疗法：热水浸洗鸡眼角质层软化，取双极磁针的强磁端，将针尖放在鸡眼的压痛点上，针体垂直，略施加压力，以患者自觉有明显的麻痛胀为宜，留针15分钟，每天1或2次，连续7～10天可脱落。

(2)高频电刀（针）局麻下电凝。

(3)多功能电离子机治疗：常选用长火，电压10～15 V，烧灼深度3～5 mm。

(4)$CO_2$激光烧灼。

(5)浅层X线照射。

(五)预防

预防发生鸡眼,应减少摩擦和挤压。鞋靴宜柔软合脚,鞋内可衬厚软的鞋垫或海绵垫,在相当于鸡眼处剪孔(有孔鞋)。足趾畸形者应进行矫治,如有足部外生骨疣应予手术治疗。

## 二、胼胝

胼胝是局部皮肤对长期机械性摩擦和压迫刺激的一种保护性角质增生反应,常与职业有关,多见于体力劳动者。

### (一)病因及发病机制

手足部尤其骨突起部位易受压迫或摩擦,可形成局限性扁平状角质增生损害。本病亦与素质、足畸形或职业有关。胃癌或食管癌患者可有并发胼胝现象。

### (二)临床表现

损害为局限性表皮角质层增厚,呈淡黄色条状或片状,斑块中央较厚,边缘不清,表面光滑,皮纹清晰,触之坚实。局部感觉迟钝,可有轻度压痛和不适感。见于成人,好发于掌、跖易受摩擦或压迫部位,常对称发生。一般无自觉症状,严重时有压痛。

### (三)诊断及鉴别诊断

根据损害特点及好发部位一般诊断不难,但本病须与跖疣、鸡眼及掌跖点状角化病鉴别。

### (四)治疗

1.一般处理

如行走时有压痛,可定期用刀片修削。以氧化锌胶布或各种硬膏胶布粘贴表面,每2～3天更换1次,可显著软化和剥脱角质,减轻疼痛,尤适用于冬季。

2.外用角质剥脱剂

如25%水杨酸火棉胶或0.3%维A酸软膏或30%尿素软膏。或以80%水杨酸、20%石炭酸用胶布封贴,1周后,揭去胶布,用血管钳将损害已游离的角质边缘轻轻分离,再用手术刀片进一步分离其中央黏着部分,即可完整取下角质斑块。

3.中草药验方

(1)乌梅膏:乌梅30 g,食盐10 g,米醋15 g,温开水15 mL。以温开水化食盐、再将乌梅浸入1昼夜后,取浸软乌梅剥肉,加醋捣成膏状即可外敷。此方化瘀软坚。外用时勿接触正常皮肤。

(2)地红糊：取等量地骨皮、红花研磨成粉（过 60 目筛）备用。使用时取粉 3～5 g，加适量植物油调成糊状，敷于纱布块或棉垫上，贴患处用胶布固定，3 天换 1 次。每次换药前先用热水泡足，刮去软化角质。疗程 3～6 天。此方总有效率为 98.9%。

4.手术修治

自损害表面逐层削去增厚的角质，直到基底出现血红色，以不出血为度。

5.$CO_2$ 激光

选用连续波 $CO_2$ 激光或超脉冲 $CO_2$ 激光烧灼汽化，逐层激光汽化时用生理盐水棉球拭去表面炭化物，以便观察治疗深度。

**(五)预防**

除去致病因素与诱因。如果胼胝和足骨畸形或鞋子不合脚有关，移除这些因素后胼胝可自行消失。某些职业如锻工、冷作工、木工、船员或机械操作工人应加强劳动保护，宜戴手套，穿软底鞋或内衬厚软鞋垫。

# 第四章

# 虫媒性皮肤病

## 第一节　虫咬伤与蜇伤

### 一、蜈蚣咬伤

蜈蚣咬伤是由其前方的毒爪刺入皮肤时放出毒液引起的皮肤损伤或全身中毒症状。

#### （一）症状

螫伤处皮肤出现2个瘀点，周围呈水肿性红斑。自觉剧痛和刺痒，常继发淋巴结和淋巴管炎。重者可伴头痛、恶心等全身症状。

#### （二）治疗

螫伤后立即局部注射盐酸普鲁卡因或依米丁，可止痛并防止毒液进一步扩散。因其毒液为酸性，故局部可外擦肥皂水或3%～10%氨水，还可用季德胜蛇药等。全身症状明显时可用抗组胺药和蛇药片，出现严重中毒症状时要及时抢救。

### 二、毒蜘蛛咬伤

多数蜘蛛无害，毒蜘蛛含有神经性蛋白毒。

#### （一）症状

局部苍白、发红或发生荨麻疹；重者出现局部坏死及全身症状。表现为呕吐、发热、呼吸加快，虚脱以至死亡。

#### （二）急救与治疗

可在咬伤处的近心端绑扎，局部冷敷、封闭，口服蛇药片等。局部切开排毒。

可应用复方奎宁注射液 0.1～0.3 mL 或 1%的麻黄素注射液 0.3～0.5 mL，沿伤口周围做皮下注射。如果咬伤局部有感染时，应投给抗生素。

## 三、水蛭咬伤

水蛭俗称蚂蟥或蚂蜞，种类很多，在水中用前吸盘紧紧吸附在人的皮肤上进行吸血，并在吸血的同时，咽腺分泌水蛭毒素和一种扩张血管的类组胺化合物，由伤口进入人体而引起中毒性反应。

### （一）临床表现

1.局部症状

咬伤处周围皮肤可出现红斑或风团，严重者可发生大疱及坏死。此外，常见咬伤处出血不止。

2.全身症状

一般无明显全身症状，个别患者可出现皮疹，全身不适，软弱无力、头晕等症状。

### （二）实验室检查

偶可有血白细胞计数升高及出凝血时间延长。

### （三）急救处理

1.局部处理

水蛭咬伤处可用 2%碘酊、乙醇溶液消毒，然后加压包扎止血。

2.对症处理及支持疗法

水蛭咬伤一般局部处理即可，如有全身反应，也应积极作对症处理及支持疗法。

### （四）预防

水蛭活动季节，下水前涂防蚊油、烟油，以起到预防作用。

## 四、海蜇螫伤

### （一）临床表现

海蜇伞部下面有许多触须，触须上有众多刺丝囊，囊内含有毒液。毒液的主要成分为多肽，有类似组胺的作用。被蜇局部皮肤及皮下组织红肿、奇痒、疼痛，严重者可迅速发展成为瘀斑，甚至表皮坏死。全身可有恶心、呕吐、腹绞痛、背痛及儿茶酚胺释放症状，如心动过速、流泪、汗毛竖立、收缩压升高等。儿童被蜇后尤为危险。

(二)辅助检查

可进行肝、肾功能、心肌酶谱及心电图等相关检查。

(三)诊断

根据有海蜇螫伤病史结合典型的临床表现,除外其他疾病即可确诊。

(四)并发症

并发症主要有休克、肺水肿、心律失常等。

(五)治疗

局部用冰袋冷敷,以减轻疼痛和延缓毒素吸收。用食醋冲洗患部,以减少毒素的释放,再将碳酸氢钠用海水调成糊状,涂于伤处,可使毒素失活。有休克、肺水肿、心律不齐等并发症时,则给予相应的处理。

## 五、蜂蜇伤

蜂蜇伤是指由蜜蜂、黄蜂,大黄蜂、土蜂等尾部的毒刺刺伤皮肤所引起局部和全身症状。

(一)症状

经蜂刺蜇伤后,局部立即有明显的灼痛和瘙痒,刺蜇处有小出血点,很快红肿,甚至出现水疱。一般无全身症状,若同时被多数蜂蜇伤,可引起大面积肿胀,并可出现恶心,无力、发热等。重者可休克、昏迷,抽搐、心脏和呼吸衰竭而致死亡。

(二)治疗

设法拔出皮内的毒刺,若为蜜蜂蜇伤,其毒液多为酸性,可外涂 10%氨水或肥皂水;若为黄蜂蜇伤,其毒液为碱性,可外涂 5%醋酸,均可减轻疼痛,如刺伤处红肿疼痛显著,可在损害周围注射 2%盐酸普鲁卡因,或在蜇伤处近心侧皮下在注射依米丁溶液 1～2 mL,可迅速止痛,内服抗组胺药和止痛药。全身症状较重者可用皮质类固醇或蛇药片,出现休克时应及时抢救。

## 六、蝎螫伤

蝎螫伤是由其尾部毒刺刺入皮肤放出酸性毒液所致的皮肤症状及全身反应。

(一)症状

螯伤部位立即感到剧烈疼痛,很快发生红肿、水疱。螯伤周围淋巴结和淋巴管可发炎,如为大蝎螯伤可引起严重的全身中毒症状,出现头晕、恶心、发绀、抽搐和精神错乱等,若不及时抢救可因呼吸麻痹死亡。

(二)治疗

应立即在伤口近心端扎上止血带,尽可能吸出毒汁或扩大伤口,用1∶5 000高锰酸钾液或肥皂水充分冲洗伤口,疼痛剧烈时,可用5%小苏打水做冷敷,用盐酸普鲁卡因或依米丁局麻,或服镇静止痛剂。若出现严重的全身中毒症状要积极抢救。

## 第二节 螨虫皮炎

螨虫皮炎是恙螨成虫自寄生的啮齿类小动物爬行至人体,叮咬皮肤后引起皮炎。病情视人类对虫害敏感程度而有轻重之分。

### 一、病因及发病机制

恙螨为本病的病因,共有3 000种,我国已发现350种,幼虫1 mm,小成虫1 cm以上,肉眼可见,幼虫寄生于脊椎动物如啮类小鼠体表,吸血1次后即返回土壤发育成稚虫,后为成虫,并不再营寄生生活,均以昆虫卵为食,其幼虫可携带恙虫热立克次体,叮咬人体可将该病原体传染给人类而致发生恙虫热,此类恙螨以红恙螨及地黑纤恙螨为主,但如该幼虫发育至稚虫及成虫后,虽体内仍带恙虫热的病原体却不能作为恙虫病的媒介,虽叮咬人类,也不使人致病。可发生局部皮炎,但无明显瘙痒及炎症。

### 二、临床表现

本病患者多因夏秋季在林间,草地劳动、纳凉,被恙螨叮咬后发生,局部病变与衣着多少、受虫侵袭数量及机体的敏感性有关,如为不敏感者,仅于叮咬处出现轻度针头大小红色斑疹,数天后可自行消失,如为敏感患者,可出现局部淋巴结肿大,甚或低热,全身不适等,皮疹常位于上肢前臂、腕、颈、踝、股、腰等部位,儿童可波及全身。如人类被带有恙虫立克次体的幼虫叮咬,则经12～13天的潜伏期即可发病，感染率几近100%。表现为突起高热、寒战、头昏、恶心、四肢酸痛、嗜睡等，被咬局部出现红色丘疹、水疱并破溃形成小溃疡，边界隆起，1天后中央坏死结黑痂，故而名为焦痂，多发生于腋窝、腹股沟、会阴、肛门处，浅表淋巴结多肿大，肝大、脾大，如不治疗，重者可致死，总病程为2周。

**三、诊断**

螨虫皮炎按其接触史，症状多可自愈，故诊断不难，较重者则可在皮肤出疹处以放大镜找出螨虫即可确诊。对恙虫热患者，按其特征性症状、皮疹(焦痂等)及全身症状结合血清检查变形杆菌凝集素阳性即可确诊。

**四、治疗**

皮炎较轻微者可不治自愈，较重者应予对症处理，恙虫热者应予特效药物如氯霉素、四环素等治疗，并注意支持疗法如补液，维生素及营养补充，高热时应物理退热，局部皮疹应注意消毒包扎，有继发感染者予抗生素治疗。

**五、预防**

注意在流行区不可宿营于杂草丛生地，并穿防护衣，涂驱虫剂，并灭鼠。

## 第三节　毛虫皮炎

毛虫皮炎是指由毛虫体表毒毛接触皮肤所致的瘙痒性红斑和荨麻疹样风团。

**一、病因及发病机制**

**(一)病因**

我国常见的毛虫有桑毛虫、松毛虫、刺毛虫和茶毛虫。桑毛虫为桑毒蛾的幼虫，有200万～300万根毒毛，毒毛极小，中央为一空心管道，内含激肽、脂酶及其他多肽。松毛虫是松蛾的幼虫，每条虫约有1万多根毒毛，有倒刺状小棘，末端尖锐刺入皮肤后不易拔出。刺毛虫的毒液含斑蝥素。茶毛虫为茶毒蛾的幼虫，毒毛易刺入皮肤。这些毛虫的毒毛极易脱落，随风飘到人体上或晾晒的衣物上，刺入皮肤，其内毒液的原发刺激作用引起皮炎，分别称为桑毛虫皮炎、松毛虫皮炎、刺毛虫皮炎和茶毛虫皮炎。虫卵及虫茧表面也有毒毛。野外露营者、树荫下纳凉者、森林工人和采茶者等易患病；好发于夏秋季，在干燥和大风天气虫体毒毛极易脱落，随风飘扬引起流行。

### （二）发病机制

当毒毛接触并刺伤皮肤时便释放出毒液，引起刺激性皮炎，皮肤接触被毒毛或毒液污染的物品时也可引起皮炎改变。

## 二、临床表现

本病突然剧痒，皮疹为绿豆至黄豆大小水肿性红斑、斑丘疹、呈淡红或红色，中央常有一较针头略大的黑色或深红色毒毛刺伤点。部分患者可表现为丘疱疹样损害。皮疹可数个、数十个、数百个不等，常成批出现。本病好发于颈、肩、上胸部及四肢屈侧，腰腹部及面部少见。患者自觉剧痒，尤以夜间入睡前为甚。有时出现恶心、呕吐及关节炎。病程一般在 1 周左右，如反复接触毒毛或经常搔抓，病程可长达 2～3 周。个别情况下毒毛可进入眼内，引起结膜炎、角膜炎，如不及时处理，可致失明。

## 三、辅助检查

### （一）透明胶带粘取毒毛

将文具用透明胶带直接紧贴于皮损表面，然后更换胶带重复黏揭 3～4 次。将胶带放在滴有二甲苯的载玻片上直接镜检，可找到毒毛。

### （二）直接镜检

用立体显微镜在皮疹部位，常常可见已刺入皮肤的毒毛，或毒毛横卧于皮沟中。

## 四、诊断及鉴别诊断

### （一）诊断

根据发病季节、流行地区、皮疹及分布特点，自觉症状，实验室检查找到毒毛可以确诊。

本病起病急，皮损好发于暴露部位，呈水肿性斑丘疹，中心常有一较针尖略大的刺点。根据流行地区、季节、气候条件，考虑进一步检查，寻找毒毛。

### （二）鉴别诊断

需与其他接触性皮炎相鉴别。用放大镜可在皮损处找到毒毛为鉴别要点。

### 五、治疗

#### (一)常规治疗方法

接触毛虫及其污染物后,立即用氧化锌橡皮膏或透明胶带反复粘贴皮损部位,尽可能去除毒毛。然后用肥皂、草木灰等碱性水擦洗,更换和清洗衣服。局部擦止痒、保护性药物。如1%薄荷炉甘石洗剂,含糖皮质激素软膏。皮损广泛剧痒者,可内服抗组胺药物,如马来酸氯苯那敏、赛庚啶、氯雷他定、西替利嗪等,皮损广泛者给予糖皮质激素治疗。

#### (二)治疗难点

一般避免接触,经常规治疗,皮损1周左右消退。少数反复接触,经常搔抓的患者,病程可长达2~3周,除以上常规治疗外,应加强个人防护,避免反复接触毒毛、避免再刺激。

#### (三)防护

采用药物喷洒或生物防治消灭毛虫及其成蛾。在有毛虫的环境作业时不要位于下风方向,尽可能穿戴防护衣帽。

## 第四节　隐翅虫皮炎

隐翅虫皮炎是皮肤接触隐翅虫体液后引起的炎症性皮肤病。

### 一、病因及发病机制

隐翅虫属昆虫纲、鞘翅目、隐翅虫科,是一种蚁形小飞虫。分布于世界各地,常栖息于草木或石下,8~9月最为活跃,昼伏夜出,具有向光性。虫体中含有强酸性毒液(pH 1~2),当其停留于皮肤上时,在受压或被拍打、压碎后,释放出毒液灼伤皮肤,数小时后可出现急性刺激性皮炎。

### 二、临床表现

多见于夏秋季。好发于颜面、颈、四肢等暴露部位。典型皮损为条状、斑片状或点状水肿性红斑、丘疹、脓疱(图4-1),皮损可融合成片。可出现糜烂、结痂、坏死,侵犯眼睑时肿胀明显。自觉灼热、灼痛或瘙痒感。少数皮损广泛者可出现发热、头痛、头晕、恶心等全身症状。病程为1～2周，预后局部遗留暂时性色素沉着或减退斑。

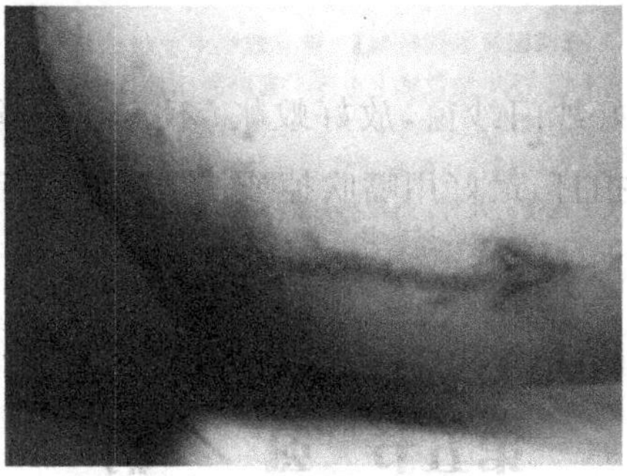

图 4-1 隐翅虫皮炎

## 三、诊断与鉴别诊断

根据好发季节及典型临床表现一般易于诊断。本病有时需与接触性皮炎、带状疱疹、急性湿疹、脓疱疮等相鉴别。

## 四、治疗

### （一）一般治疗

接触破碎虫体后，立即用肥皂水，4%苏打溶液或10%氨水清洗受累部位，以中和毒素。已经发病者可用镇静止痒剂，用消炎收敛药物以减轻刺激症状，发生感染者口服、肌内注射或静脉滴注抗生素，必要时加用皮质激素类药物。外用药可选用0.1%依沙吖啶溶液、3%硼酸水或1∶3 000高锰酸钾溶液湿敷。有疱疹时禁用甲紫液。局部一般不用油剂。

### （二）物理疗法

据报道紫外线照射、PK-2-6Ⅱ型低频电子治疗机和TDP-2治疗器治疗均可减轻疼痛、缩短皮肤损害的病程。

### （三）中医中药

例如，蛇药、云南白药、六神丸、中草药（青黛、重楼、藤黄和半边莲、鲜蒲公英、野菊花、马鞭草等）研细调成糊外敷，均有一定疗效，但由于本病具有自限性，上述药物的疗效有待进行更多的对照比较。

### （四）眼损害的治疗

发生结膜、巩膜、角膜损伤者，用抗炎、抗生素眼药水或眼膏，必要时点用散瞳药，以减轻眼部疼痛。治疗时间一般需半个月，但仍可遗留结膜充血，持续1个月或更久。

(五)预防

搞好环境卫生，关好纱门纱窗，放好蚊帐，不开灯睡觉。当隐翅虫附着于皮肤时，不用手指揉捏或拍打，最好用嘴吹掉或用器物拨落后踩死。

## 第五节　虱　病

虱病是指虱子在人皮肤上刺吸人血引起瘙痒及皮疹，有些体虱还可经吸血传播传染病如斑疹伤寒、回归热等。

### 一、病因及发病机制

吸虱类中仅人虱及阴虱寄生于人体，吸血而致皮炎，且终生不脱离宿主，稚虫、成虫均以吸血为生。成虫每天吸血数次，多在晚间或人静息时，一只雌虱每次可吸血1 μL，且边吸血边排粪。虱怕冷，怕热，如人体发热，出汗即离开人体另觅宿主，有助于散播疾病，因刺吸血时将唾液腺分泌物带入血而引起反应。

### 二、临床表现

临床表现主要为瘙痒及皮疹。按病原虫不同而分为以下几种。

(一)头虱

头虱因痒抓后可致继发感染，虱及卵均附于发上。

(二)体虱

体虱藏于贴身衬衣、被褥缝里，虱叮咬后有剧痒，可引起丘疹及风团。

(三)阴虱

阴虱紧密黏着于阴毛上，叮咬引起剧痒，斑疹经抓后可发生血痂、毛囊炎。

### 三、诊断

找此虱或其卵即可确诊。

## 四、治疗

头虱可剃发，并灭虱：50%百部酊（100 g 百部酊浸于酒精或白酒 200 mL 内）20～30 mL 搽头发，一天内分两次用，3 天后洗去，用密篦子篦尽虫体及卵并消毒处理。体虱可将衣物煮沸杀虫。阴虱可剃阴毛，涂上述药物三天，夫妻应同时治疗。

## 五、预防

避免共用头巾，梳子，帽子。加强个人卫生。

# 第五章 变态反应性皮肤病

## 第一节 脂溢性皮炎

脂溢性皮炎是发生于皮脂溢出部位的炎症性皮肤病，常见于皮脂分泌旺盛区，如头面部及胸背部，表现为红斑及油腻性鳞屑，成人及新生儿多见。

### 一、致病因素或危险因素

在遗传易感性基础上，皮脂分泌的增多和化学成分的改变，使皮肤表面存在的常驻菌群马拉色菌大量繁殖引起炎症。免疫功能紊乱、精神因素、高脂高糖饮食、B族维生素缺乏、嗜烟酒等，对发病、发展有促进作用。近半数人类免疫缺陷病毒(human immunodeficiency virus，HIV)阳性者伴有脂溢性皮炎，面积广泛且症状严重。脂溢性皮炎患者头皮屑中马拉色菌的数目是非脂溢性皮炎患者的2倍。也有马拉色菌数目不增加或减少者，此时皮肤屏障破坏和机体的免疫异常在发病中起重要作用。

### 二、临床特点

成人皮损为位于头皮、面部及躯干等处的暗红色油腻性斑片，上覆油腻性糠状鳞屑或痂，严重时可出现糜烂、渗出。头皮可表现为头皮屑，面部主要以鼻唇沟、鼻翼、额、下颌、眉毛和胡须等处出现黄红色、油腻性鳞屑性斑片等为表现。不同程度瘙痒，常伴有脂溢性脱发、痤疮、酒糟鼻等。

婴幼儿常在出生后2～10个月发病，头皮表现为黄色痂及棕色黏着性鳞屑，常与不剃胎毛、不经常洗头，致头皮油脂性鳞屑堆积有关，前额及面部也是常发部位，可伴有特应性皮炎，表现为红斑、糜烂、渗出、结痂等。

## 三、实验室检查

胶带粘贴或取鳞屑镜检，大多可查见马拉色菌。

## 四、诊断要点

(1)头面部为主的红斑、油腻性糠状鳞屑或痂壳。

(2)反复发作，伴瘙痒。

(3)头皮屑增加，可伴脂溢性脱发。

(4)鳞屑直接镜检可查到球形或卵形的马拉色菌出芽孢子，用含油培养基培养可分离出马拉色菌。

(5)排除头部银屑病、玫瑰糠疹、湿疹、体癣、花斑糠疹、皮肤念珠菌病、红斑型天疱疮等。

## 五、易混淆的疾病

### (一)头部银屑病

头部银屑病常发生在发际和头皮的红色丘疹和斑块，表面银白色鳞屑，可见点状出血征，发呈束状，躯干及膝前、肘后常见类似皮损，冬重夏轻。

### (二)玫瑰糠疹

玫瑰糠疹先有母斑(前驱斑)，1周后颈部、躯干和四肢近端出现继发皮损，皮损呈玫瑰红色，长轴与皮纹一致，表面有糠状鳞屑，常能自愈。

### (三)湿疹

皮损为多形性，有水疱、渗出，无油腻性鳞屑及痂皮。对称分布、境界不清，痒感明显。

### (四)体癣

体癣为中心痊愈边界活跃的红褐色或黄褐色斑，上覆鳞屑，不呈油腻性，常伴瘙痒，真菌检查可见菌丝或孢子。

### (五)花斑糠疹

躯干为主的色素沉着或色素减退斑，上覆糠状鳞屑，真菌镜检查见短弯菌丝和成簇圆形或卵形出芽孢子，用含油培养基能分离出马拉色菌。

### (六)皮肤念珠菌病

皮肤念珠菌病好发于皮肤潮湿的皱褶部位，红斑，鳞屑镜检见假菌丝和出芽孢子，培养可分离出酵母样菌落。

### (七)红斑性天疱疮

面部呈蝶形鳞屑斑,头皮、胸背散在红斑,有疱壁松弛易破的水疱,棘细胞松解阳性。

## 六、治疗

### (一)常规治疗方法

常规治疗方法以局部和系统抗真菌治疗为主,辅以抗感染治疗。

1.外用药物

(1)2%酮康唑洗剂,每次取药液 5 mL 洗头及洗面部皮损,保持 3 分钟后用清水洗净,每周2 次,连用 2～4 周。酮康唑可抑制真菌细胞膜麦角甾醇的生物合成,影响细胞通透性,而抑制其生长,酮康唑同时具抗感染作用。

(2)硫化硒洗剂:洗头、每周 2 次,连用 2～4 周。

(3)局部外用药物:2%酮康唑霜或沉淀硫黄洗剂或 5%硫黄炉甘石洗剂或 3%樟脑醑外搽,每天 1～2 次。对炎症明显者可用含糖皮质激素的混合制剂如复方咪康唑霜,每天 1 次。出现渗出、糜烂部位可用氧化锌油或 0.2%呋喃西林软膏。

2.内用药物

对皮损较广泛并有明确真菌感染证据者的给予口服抗真菌药伊曲康唑,成人 200～400 mg/d,连服 1～2 周。或内服酮康唑(200 mg/d),连服 1～2 周。或内服氟康唑 150 mg,每周 1 次,连服 4 周。炎症明显且皮损泛发者可服雷公藤制剂。米诺环素对痤疮杆菌的抗菌力较强,具高效、长效性质,并有抑制皮脂分泌作用,成人 50～100 mg/d,连服 2～4 周,但不要与唑类药物同服,以免增加肝脏负担。

### (二)治疗难点

青春期、雄激素分泌旺盛,导致皮脂分泌旺盛。治愈后常易复发。

### (三)新治疗方法及新药

目前还有一些研究提出了新的治疗,如钙调磷酸酶抑制剂,为大环内酯类免疫调节剂,属子囊霉素衍生物,包括 0.03%和 0.1%他克莫司软膏、1%匹美莫司乳膏。可抑制 T 细胞增殖、活化及释放细胞因子,抑制 IL-2、IFN-γ 和 TNF-α 的产生,局部应用可以抑制迟发型变态反应,都有较强的抗炎活性,且没有糖皮质激素样的不良反应,同时还有抗马拉色菌的活性。还有研究表明,茶树油以及苯乙烯酸,因具有抗马拉色菌作用而取得较好效果。

## 第二节 特应性皮炎

特应性皮炎又称异位性湿疹、异位性皮炎、遗传过敏性湿疹，是一种以剧烈瘙痒、皮肤干燥和皮疹为特征的慢性炎症性皮肤病，本人或家族成员中可见明显的“Atopic”现象，表现为家族成员有容易罹患过敏性哮喘、过敏性鼻炎、过敏性皮肤病的遗传倾向，对异种蛋白与多种致敏原容易发生过敏，及血清 IgE 水平值高和血液嗜酸粒细胞增多。临床表现随年龄不同而有所不同。本病在历史上又被命名为播散性神经性皮炎、Besnier 痒疹、“特应性三联征”，Hanifin 和 Rajka 等将之统一命名为特应性皮炎。

### 一、病因及发病机制

特应性皮炎的发病主要相关因素有内在和外界因素两个方面。遗传因素起重要作用，以常染色体优势遗传为特点，如果父母一方有特应性素质，他们的孩子有 60%的机会成为特应性皮炎患者，如果父母双方均为特应性素质，孩子患病的机会增至 80%。其他相关因素包括季节、食物、接触物等。

本病的发病机制以免疫学发病机制占主导地位，表现为 T 淋巴细胞活性增高，Th1/Th2 比例和功能失衡，在皮损中产生的 IL-2、IL-4、IL-5、IL-10、IL-13 增加，树枝状细胞（LC，IDEC）功能异常增高，FcεRI 表达高。其他现象为嗜酸性粒细胞增多、嗜碱性粒细胞/肥大细胞释放组胺及炎症介质，血清 IgE 水平升高，IFN-γ 水平下降等。

### 二、临床表现

病史：本人或家庭成员中常有荨麻疹、湿疹、过敏性鼻炎、花粉症（枯草热）或哮喘等与变态反应有关疾病史。

皮肤损害的特点是具有明显瘙痒症状的多形性损害。由于瘙痒引起搔抓，形成“瘙痒—搔抓循环”，使皮肤损害不断加重。在疾病的急性期皮损主要是红斑、丘疹、丘疱疹、渗出、糜烂损害；亚急性期渗出减少，出现较多鳞屑性红斑、丘疹；慢性期的皮肤损害较少渗出，以浸润肥厚的斑块、苔藓化、抓痕、干燥性鳞屑为特点。

湿疹在不同的年龄段皮疹具有阶段性特点，根据发病年龄，在临床医疗工作中将湿疹大致分期如下。①婴儿期：皮疹常于出生后 2～3 个月发生；皮损分为渗出型和干燥型，典型的皮损位于两颊、额及头皮、颈部，为瘙痒性、红斑性密集的针尖大丘疹、丘疱疹、水疱和渗液，伴结痂，表面有较多脂性鳞屑。1～2岁时开始缓解。本期常称婴儿湿疹。②儿童期：由婴儿湿疹发展演变而成或于4～5岁首次发病至青春期。分湿疹型及痒疹型，前者以肘窝、腘窝为好发；后者以四肢伸侧为好发部位。临床表现与成人亚急性和慢性湿疹表现类似。③成人期：常起病于青春发育期，皮损与儿童期相似，多为局限性干燥损害，红斑或丘疹，融合后皮肤浸润肥厚而呈苔藓样变，覆灰白色鳞屑，主要发生在肘窝、腘窝和颈前及侧部，以屈侧为重。手部、四肢等其他部位也可受累。常有面部侵犯倾向，皮肤损害常以苔藓样变为主，酷似播散性神经性皮炎。

这类患者常伴发皮肤干燥、鱼鳞病、掌纹症、毛周隆起、苍白面容及皮肤白色划痕反应等。由于剧烈的皮损瘙痒常常引起患者睡眠障碍。此外，这类患者容易合并病毒（单纯疱疹病毒，传染性软疣，人乳头瘤病毒）、细菌（金黄色葡萄球菌、链球菌）、真菌（红色毛癣菌，卵圆形糠秕孢子菌）等感染。

## 三、辅助检查

患者外周血嗜酸粒细胞计数常增高。常有血清 IgE 水平增高；对尘螨、花粉等变应原的皮肤挑刺或划痕试验常显示即刻型阳性反应。

## 四、诊断与鉴别诊断

### （一）诊断

根据皮损好发特点与临床表现、家族成员发病、高 IgE、血液中嗜酸性粒细胞增多、常伴发过敏性哮喘、过敏性鼻炎等过敏性疾病可做出诊断。

本病的诊断标准：特应性皮炎的诊断标准较多，其中比较简便、容易操作的是 Williams 标准。本诊断标准记忆简单，操作方便，经常用于研究人群中 AD 的发病率和分布情况。其标准为：患者必须在过去有持续 12 个月的皮肤瘙痒史，此外再加上下列三条或更多的表现：①起病年龄小于2岁（如果患者超过4岁）。②屈侧皮肤受累病史。③全身皮肤干燥病史。④其他特应性疾病如哮喘或过敏性鼻炎的个人史，或一级亲属中有过敏性疾病史。⑤可见到屈侧湿疹样皮损损害。

### （二）鉴别诊断

1.湿疹

皮损基本一致，但无一定的发病部位，家族中常无“异位性”病史，血清 IgE

无升高倾向。

2.神经性皮炎

有特定的好发部位(颈、肘、膝、踝),皮损呈较一致的苔藓样改变。无家族过敏倾向。

3.脂溢性皮炎

具有发生在皮脂溢出区域特点。

**五、治疗**

(1)尽量避免可能诱发或加重病情的因素,如海鲜类食物、辛辣调味品、尘螨、花粉等吸入物及刺激性卫生消毒剂等。避免穿着化纤及羊毛内衣。

(2)酌情选用1～2种抗组胺类药物(第一代的去氯羟嗪、安太乐、苯海拉明及第二代的西替利嗪、氯雷他定、咪唑斯汀、特非那定)、维生素C及钙剂等口服。色甘酸钠100 mg,每天3次,部分患者有效。

(3)依皮疹表现选用适当剂型及药物进行局部治疗。类固醇皮质制剂的选用需依患者年龄、部位等而定。常用于婴幼儿的制剂为氢化可的松和糠酸莫米他松。其他有0.1%他克莫司软膏外擦,每天2次。1%比美莫司霜剂,每天2次。

(4)中医中药疗法。

(5)PUVA治疗。

(6)尘螨浸液皮肤试验阳性者,可做脱敏疗法。或组胺球蛋白皮下注射2 mL,每周2次,10次为1个疗程。

## 第三节 化妆品皮炎

广义的化妆品皮炎包括因使用化妆品引起的所有皮肤改变,如化妆品不耐受,化妆品刺激性皮炎,化妆品变应性接触性皮炎,化妆品光感性皮炎,以及化妆品导致的皮肤色素、毛发和趾(指)甲改变;狭义的化妆品皮炎仅指化妆品导致的刺激性皮炎和变应性接触性皮炎。

## 一、诊断

### (一)临床表现

1.化妆品刺激性皮炎

由化妆品刺激造成,特点是皮疹局限于使用化妆品的部位,表现为红斑,重者出现红肿、水疱、糜烂、渗出。因不需致敏过程,在初次使用化妆品后立即或数小时后即可发生,多见于使用劣质化妆品、特殊用途化妆品(如除臭、祛斑、脱毛类产品等)或化妆品使用方法不当;对于合格化妆品,多为长期反复使用有轻度刺激的化妆品累积效应。化妆品引起的刺激性皮炎常是复杂、不易预测和很难重复的,可能与遗传、种族有关,黑色人种的刺激性皮炎发生率较低。皮肤屏障功能完整性也影响刺激性反应的发生,可以通过透皮水丢失(TEWL)测量,TEWL 增高说明皮肤完整性受损,易发生刺激性皮炎。

2.化妆品变应性接触性皮炎

由于接触化妆品中的致敏物引起的皮肤炎症。临床表现与典型的变应性接触性皮炎一致:瘙痒、红斑、丘疹、水疱、渗液及结痂等。首发部位一般是接触部位,也可扩至周围及远隔部位;以接触部位更严重。但也有例外,如染发皮炎一般头皮皮疹较轻,而发际缘、耳后皮肤皮疹更为明显,并且可以出现头面部肿胀及周身不适等症状;甲用化妆品很少引起指甲及甲周皮肤的改变,而容易引起其他部位皮肤如面颈部,尤其是眼睑的皮炎。许多因素可以影响对某种特定化妆品变态反应的发生率,包括配方的组成、浓度及纯度、使用部位及状态、接触时间、频率等。

3.化妆品光感性皮炎

使用化妆品后,经过日光照射而引起的皮肤炎症。它是化妆品中的光感物质引起皮肤黏膜的光毒性或光变态反应。光毒性反应一般在日晒后数小时内发生。表现为日晒伤样反应:红斑、水肿、水疱甚至大疱,易留色素沉着。光毒性反应是一种直接的组织损伤,组织病理以角质形成细胞坏死为特点。初次使用光毒性化妆品即可发病。常见的光毒性物质是5-甲氧沙林。现在化妆品引起的光毒性反应已经少见文献报道。光变态反应一般在日晒后24~48小时发生。表现为湿疹样皮损,通常伴有瘙痒。其作用机制为Ⅳ型迟发性超敏反应,组织病理表现为海绵水肿、真皮淋巴细胞浸润。化妆品中的光感物质可见于防腐剂、染料、香料以及唇膏中的荧光物质等成分中,防晒化妆品中的遮光剂如对氨苯甲酸(PABA)及其脂类化合物也可能引起光感性皮炎。

4.化妆品色素紊乱

化妆品色素紊乱指应用化妆品引起的皮肤色素沉着或色素脱失，以色素沉着较为常见。临床表现为使用化妆品数周或数月后，逐渐出现淡褐色或褐色的密集斑点。多发生于面、颈部，可单独发生，也可以和皮肤炎症同时存在。或者发生在接触性皮炎、光感性皮炎之后。其实，色素性化妆品皮炎是接触性皮炎的一种特殊类型，只不过在此型皮炎中，炎症的成分较轻而色素沉着的特点显著。很多这样的患者实质上是长期反复接触小量变应原引起的化妆品过敏，主要有致敏物香料、煤焦油染料等。

**(二)辅助检查**

当疑诊化妆品变应性接触性皮炎时，应进行斑贴试验以确诊。国际接触性皮炎研究组(ICDRG)推荐，将斑贴试验作为诊断的基础，但当使用可疑变应原或产品进行斑试结果持续阴性，或当斑贴试验结果关联性不确定时，应进行重复开放试验。

值得注意的是，仅进行产品的斑贴试验可能出现假阴性，对“洗脱性”化妆品进行重复开放试验时可能出现假阳性。部分保留性产品可以原物进行封闭式斑试，但是一些含有刺激性成分的产品(如肥皂、去污剂、香波、发泡清洁剂、泡沫浴剂、剃毛霜、洁牙剂等)应进行稀释后行斑贴试验或采用半封闭方法。当出现暴露部位皮炎的时候，考虑进行光斑贴试验也是必要的。随着越来越多天然植物提取物以及紫外线防光剂添加品进入市场，光斑贴试验重要性将会增加。

要确定化妆品变应原，最好是进行产品斑贴试验的同时，将产品中所含各单一成分以合适的浓度进行斑贴试验。当高度疑诊变应性接触性皮炎，但对成分进行斑贴试验结果为阴性时，最好能从生产厂家获得原料进行斑试。以便于向患者提供避免再次接触过敏成分的建议。目前常用标准抗原系列或筛选抗原系列进行化妆品的斑贴试验。化妆品主要的变应原包括香料、防腐剂、染料等。香料是化妆品过敏中最常见的变应原。香料能导致使用部位的皮炎，也可有挥发和光敏形式的接触性皮炎。

欧洲标准变应原系列中的香料混合物包括各1%的下列物质：肉桂醛、肉桂醇、香叶醇、丁香酚、异丁香酚、栎扁枝衣提取物、羟基香茅醛和戊基肉桂醇。但由于香料的复杂性，仅用此混合物斑贴试验会出现对香料过敏患者的假阴性。不同的研究中心也加用檀香油、水仙花提取物、衣兰油、秘鲁香脂等抗原进行斑试，以期减少香料过敏的漏诊。

防腐剂是常见的化妆品变应原。甲醛是重要的变应原，但很少直接用于化妆品防腐。有许多防腐剂能够释放出甲醛,这类释放甲醛的防腐剂包括咪唑烷基脲、双咪唑烷基脲,季铵盐-15、DMDM 海因、普罗布尔、甲基异噻唑啉酮等。对甲醛过敏的患者可能对该类防腐剂发生变态反应,甲醛释放剂之间也可见到交叉过敏。对羟基苯甲酸酯是最常用的化妆品防腐剂,属于弱的化妆品变应原。但是,当其添加于治疗性药物,特别是在皮损处应用时,将会有较高的潜在致敏性。

此外,染发产品、化学性防晒剂等也因目前使用的增多而逐渐成为重要的变应原。近来化妆品生产厂家热衷于提取天然植物成分作为化妆品成分,对于植物提取物的过敏也常见报道。

## 二、预防和治疗

### (一)预防

对于化妆品不良反应,重在预防。选择化妆品,应注意选择质量过关的产品。正规化妆品应该在产品上标有卫生许可证、生产许可证或卫健委进口化妆品批准文号或卫健委特殊用途化妆品批准文号。产品外包装上还应标有制造商的名称、地址,进口化妆品应标明原产国名、地区名、制造者名称、地址或经销商、进口商、在华代理商在国内依法登记注册的名称和地址。

对于变态反应导致的不良反应,应该避免再次接触相同抗原,可选用较低致敏性的替代物,还需注意交叉反应的可能性。在化妆品标签上标明成分是预防化妆品皮炎的关键。对于化妆品过敏的患者,在通过斑贴试验确定了过敏的抗原后,只有知道哪些化妆品中含有该物质,才能更好地避免再次接触。目前,美国和欧洲等国家要求化妆品标示成分,我国现尚无此项规定。

值得一提的是,对香料过敏患者的治疗是相当困难的。建议患者使用标志"不含香料"的产品是不能完全避免接触香料的,因为对香料的定义存在偏差。当一种香料具有多种功能,比如防腐或润滑作用时,它就能以防腐剂或润滑剂的"身份"被合法的加入标志为不含香料的产品中。还有一些调味料、天然香料和植物提取物也能产生香料过敏的问题。

### (二)治疗

治疗原则与普通接触性皮炎原则一致。对急性炎症,应避免搔抓、烫洗、肥皂洗涤。可用抗组胺药、维生素 C、钙剂抗过敏。严重者可酌情使用糖皮质激素。局部可视情况采用冷敷、炉甘石洗剂或氧化锌油。对其他病变,可按相应的皮肤病处理原则治疗。

## 第四节 过敏性紫癜

皮损好发于小腿，其特征为可触及的紫癜，可伴有不同程度的关节痛、腹痛和肾受累，组织学特征为白细胞破碎性血管炎。

### 一、病因

本病属于免疫复合物介导的疾病，皮损和非皮损区皮肤小血管可有免疫球蛋白 IgA 和补体 $C_3$ 沉积，肾小球组织也可有 IgA 和 $C_3$ 沉积，本病原因不完全清楚，感染（如细菌和病毒）、食物和药物过敏、昆虫叮咬和寒冷等均可为本病的诱发因素。

### 二、临床表现

本病可发生于任何年龄，以儿童及青少年多发，根据主要症状表现可以分为单纯型、关节型、肠胃型和肾型四类。

#### (一)单纯型紫癜

起病突然，多见于儿童，好发于双下肢尤其是双小腿伸侧，对称分布。双下肢及臀部亦可发生，3 岁以下的儿童可及躯干及颈部，损害仅限于皮肤，是临床上最轻的一种。初发皮损为针头至黄豆大小分散的瘀点或丘疹，很快变成可触及的紫癜，亦可出现斑疹、风团、水疱、血疱或溃疡。发生于头皮、手足及眼眶周围皮肤常伴有组织的水肿，皮疹往往分批出现，2 周后消退，但易复发，整个病程可迁延数月至数年。

#### (二)关节型紫癜

除皮肤出现紫癜的皮肤损害外，关节疼痛是显著的症状，固定性或游走性，表现为关节周围肿胀、疼痛，少数有关节积液，肿痛在皮疹发展时最为剧烈，严重时关节变形，影响功能，多数关节可受侵犯，以大关节为主，膝、踝关节最为常见，其次为肘、腕关节。发病前常有发热、咽痛、乏力等全身症状，损害多持续数周消失，易复发，也有持续 2～3 年或更长者。

#### (三)胃肠型紫癜

腹部症状是本型最突出的表现，最常见的是腹部隐痛或绞痛，伴有食欲下降、恶心、呕吐、腹泻、便秘、呕血、便血。严重者因肠壁出血致局部肠蠕动亢进或麻痹，而发生肠套叠或因局部出血、坏死引起肠穿孔。个别胃肠型可无皮疹发生，常易被误诊为肠套叠、阑尾炎。

该型皮疹表现与单纯型相同，儿童及老年人多见。可伴发关节症状及不规则发热，一般在数周后痊愈，但可复发。

**（四）肾型紫癜**

除了出现紫癜的典型皮损外，尚有明显、持续的肾脏病变，其发生率占10%～50%。肾损害可在紫癜前后或与紫癜同时发生。镜下和肉眼血尿是最常见的症状，蛋白尿、管型尿亦可发生，严重者可导致肾功能不全。

肾脏病变的有无直接影响本病的预后。多数紫癜性肾病预后较好，但有8%～10%病例可发生进行性肾衰竭，这种倾向随年龄而增加。成人过敏性紫癜有肾损害者，起病5年后，半数病例完全康复，约有14%可发展为肾衰竭。

过敏性紫癜的皮疹范围与内脏器官症状的程度无平行关系。除肠穿孔、肾功能不全及脑出血外，一般预后良好。

## 三、诊断依据

根据反复发作的出血性皮疹或瘀斑，伴有胃肠道或关节症状，血小板计数正常，血尿、蛋白尿及查到管型等改变，诊断不难，必要时结合皮肤病理检查：真皮毛细血管内皮细胞肿胀、闭塞，管壁及血管壁周围有中性粒细胞浸润和核破裂，有数量不等的红细胞外渗。

需要和血小板减少性紫癜、色素性紫癜和变应性皮肤血管炎鉴别。

诊治经验如下。

(1)寻找并去除可能的致病因素，如病灶、寄生虫、药物、食物等。

(2)避免吃鱼、虾、牛羊肉等、儿童胃肠型紫癜更应该注意这一点。

(3)发现肾脏有损害时，要按肾小球肾炎处理原则治疗。

(4)应警惕肠梗阻或消化道出血发生，尤其是儿童。

## 四、治疗

**（一）单纯型紫癜**

单纯型紫癜患者可内服降低毛细血管通透性药物，如抗组胺药：西替利嗪10 mg，每天1次；维生素C 10 mg，每天3次；芦丁20 mg，每天3次。

如出现关节症状及发热，腹型紫癜及伴有软组织水肿的单纯型选择泼尼松30～60 mg/d，儿童用量1～2 mg/(kg·d)，症状控制后渐减量。

### (二)肾型过敏性紫癜

除采用皮质类固醇,可选用免疫抑制剂如环磷酰胺 800 mg,溶解于生理盐水 250 mL,每月冲击一次,总量 6～8 g。近来有人报道应用雷公藤总甙,每天 30～60 mg。

氨苯砜和沙利度胺部分病例有效,成人用量均为 100 mg/d。

## 第五节 荨麻疹

荨麻疹是由多种因素引起皮肤黏膜小血管扩张、通透性增高而出现的局限性水肿反应。其表现为风团、瘙痒。中医称"隐疹",俗称"风疹块"。

### 一、病因及发病机制

发病机制较为复杂,引起荨麻疹的原因甚多。急性荨麻疹多数可找到原因,慢性荨麻疹的原因很难确定,常见原因如下。

#### (一)药物

许多药物均可以引起荨麻疹,主要药物有青霉素、链霉素、血清制品、生物制品、呋喃唑酮、水杨酸类药物等。药物引起的荨麻疹大多属Ⅰ型变态反应,主要抗体为 IgE。临床上多表现为急性荨麻疹,伴有发热等全身症状。

#### (二)感染

感染也是引起荨麻疹的常见原因,感染的种类包括细菌感染、真菌感染、病毒感染、寄生虫感染等。临床上易并发荨麻疹的感染性疾病有疖、脓疱疮、急性血吸虫病、急性钩虫感染等。一般急性荨麻疹常合并急性化脓性感染;慢性荨麻疹常伴有胆囊炎、鼻窦炎、病毒性肝炎等慢性或隐性感染病灶。近年研究表明胃肠道幽门螺杆菌感染与慢性荨麻疹之间存在一定关系。

#### (三)食物

因食物过敏引起荨麻疹是临床常见的原因,所谓"蛋白胨性荨麻疹",大多由食物,特别是动物性食品如鱼、虾、螃蟹、蚌类、肉类食品中所含的蛋白胨或其他蛋白质成分被吸收,而引起的变态反应。但部分敏感性体质的患者可能对多种食物过敏如桃子、芒果等。食品添加剂中的色素、香料及防腐剂也是常见的过敏物质。

### (四)环境因素

许多物理性环境因素可引起本病或激发本病。如寒冷、冷风、冷水可引起寒冷性荨麻疹;过热后可以引起热荨麻疹;运动后诱发胆碱性荨麻疹,日光照射后可引起日光性荨麻疹;机械性刺激可引起皮肤划痕症、压力性荨麻疹、接触性荨麻疹等。

### (五)作为系统性疾病的一种表现

某些系统性疾病尤其是自身免疫性疾病可以伴发荨麻疹。有人指出甲状腺自身免疫性疾病患者伴荨麻疹的概率较高,有人观察 140 例慢性荨麻疹患者,约 12%伴有甲状腺自身免疫性疾病,其中 88%为女性,而这些患者大多无相关的临床症状,甲状腺功能也可正常,仅通过测定甲状腺微粒体抗体才能发现。

### (六)遗传因素

某些类型的荨麻疹如家族性冷性荨麻疹、遗传性家族性荨麻疹综合征等,均与遗传有密切关系。

### (七)自身抗体

部分慢性荨麻疹的发生与血清中存在抗 IgE 受体 FcεRIα,链的自身抗体 IgG 有关。有人观察 107 例慢性荨麻疹患者发现其中 31%的患者存在功能性抗 IgE 受体的自身抗体。其可能的发病机制是抗 IgE 受体 FcεRIα 链的自身抗体 IgG 与肥大细胞及嗜碱粒细胞表面的高亲和力 IgE 受体 FcεRI 的 α 链结合而发生持续的炎性刺激,继而活化补体,产生补体活化产物 Csa,导致肥大细胞脱颗粒而释放组胺。

## 二、临床表现

基本损害为皮肤出现风团,发作常很突然,发展较快。短时间内皮肤出现多处风团,逐渐扩大,并可互相融合成巨片状皮疹。境界一般清楚,皮疹稍高起,呈正常肤色或淡红色或鲜红色或苍白色。毛孔扩大、下凹,皮肤增厚,自觉有程度不等的瘙痒,大多瘙痒剧烈。皮疹可以自然消退,风团持续时间短者几分钟,长则数小时,极少有超过 24 小时以上不退者。但容易复发,一批消退之后,另一批又起。患者可伴有血管性水肿,水肿部位境界不清楚。某些结缔组织疏松的部位,如眼睑、颈部、下颌、手背、足背、口唇,水肿更为明显。临床上常见的有下列几种类型。

### (一)急性荨麻疹

本病发病急,发作突然,皮疹数量较多,面积比较广泛,风团常为大片状。病程不超过 6 周,易反复发作。严重时可伴有全身症状,如头痛、发热、全身无力、疲劳等,合并血管性水肿的机会较多。如果伴有消化道黏膜病变,可致腹痛、腹泻、便秘、恶心、呕吐,严重者可引起腹绞痛。伴有呼吸道黏膜病变者可致胸闷、窘迫感、呼吸困难,甚至青紫。

### (二)慢性荨麻疹

风团反复发作,病程超过 6 周,有的病程可达数月,甚至数年。发作一般较轻,皮疹数量少,有时仅少数风团,呈一过性而不引起患者的症状,常在晚上发作。伴皮肤划痕症的机会比较多,伴腹部症状和呼吸道症状的机会相对较少。

### (三)物理性荨麻疹

物理性荨麻疹包括了由各种物理因素引起的荨麻疹,根据各自不同的特点,又可进一步分为下列类型。

1.皮肤划痕症

皮肤划痕症很常见,据估计,发病率约为人群的 5%,摩擦、划刺或击打皮肤,均可引起风团发作。起病突然,青年人较多见,反复发作,病程可长达数月甚至数年。病因大多不明,病毒感染、药物和环境因素均可导致发病。发作程度不等,有的轻,有的重,伴瘙痒。发疹一般仅限于刺激、搔抓或摩擦的部位。

2.迟发性皮肤划痕症

临床表现与皮肤划痕症相似,但在刺激后 1～6 小时才出现风团,且风团可持续 24～48 小时。

3.压力性荨麻疹

皮肤经受压力刺激后 4～6 小时发生深在性水肿,持续 8～72 小时,伴痒感、烧灼或疼痛是本型的特点。多发生于青年人,慢性经过,平均病期可长达 9 年。并有全身症状如全身不适、疲劳、发热、发冷、头痛、全身关节痛等,可与慢性荨麻疹、血管性水肿同时存在。好发部位为手、足、颈、躯干、臀部和面部。

4.胆碱能性荨麻疹

皮疹特点为风团样小丘疹,大小为 2～4 mm,周围绕以轻度到明显的红斑。好发年龄为10～30 岁,大多在运动时或运动后不久发生,伴有痒感、刺感、灼感、热感或皮肤刺激感,遇热或情绪紧张后亦可诱发此病,皮疹持续数分钟到数小时,一般持续 0.5 小时左右。有时风团可以互相融合成大片皮疹,全身症状轻或不明显，偶尔可引起血管性水肿、低血压、眩晕和消化道症状。此型可用实验诊断方法证实，即皮内注射 100 U 生理盐水稀释的醋甲胆碱，约有 1/3 的患者可诱发风团。

5.寒冷性荨麻疹

寒冷性荨麻疹可分为家族性和获得性两种。前者较为罕见，为常染色体显性遗传；后者较为常见，多见于 18～25 岁青年。本型荨麻疹常与皮肤划痕症伴存。患者常在气温骤降时或接触冷水之后发生，皮疹广泛或伴有血管性水肿者，可能引起严重的全身症状。本病原因不明，有些患者在感染、服药或情绪紧张后引起发作。用寒冷进行激发后，可在血清中检测出肥大细胞释放的介质如组胺、酸性和中性趋化因子、血小板激活因子、前列腺素 $D_2$ 等，但无补体被激活的证据。

6.日光性荨麻疹

暴露在日光下可引起本病发作，经 1 小时左右可以消退。本病应与多形性日光疹区别，后者很少有风团样皮疹，且一般发生于暴露在日光下数小时之后，病程较长，皮疹持续数天才退。

7.接触性荨麻疹

其特点是皮肤接触某些物质后 0.5～1.0 小时引起风团和红斑，发作可为局限性荨麻疹、系统性荨麻疹、荨麻疹伴有哮喘，或荨麻疹伴有其他变态反应。有人将接触性荨麻疹的病因分为免疫性机制和非免疫性机制 2 类。非免疫性是由于原发性刺激物直接作用肥大细胞释放组胺等物质而引起，几乎所有接触者均发病，不需物质致敏。而免疫性属Ⅰ型变态反应，可检出特异性 IgE 抗体。

**(四)荨麻疹性血管炎**

其临床经过为慢性荨麻疹，在病理上表现为血管炎，可能是由于免疫复合物沉积在血管壁的结果。许多患者可伴有程度不同的全身症状和体征，严重者可伴有血管性水肿、紫癜和多形红斑样皮疹，全身症状包括关节痛、发热、腹痛、虹膜炎、肾病以及肺部病变等。临床表现为慢性荨麻疹，皮疹一般在 24 小时内可消退，但易彼伏此起。荨麻疹和荨麻疹血管炎可伴存，有血管炎改变的荨麻疹可持续 1～3 天，并残留紫癜、脱屑和色素沉着等改变。自觉烧灼感或疼痛，一般不痒。皮肤活检为坏死性血管炎改变，小血管壁可见白细胞碎裂及纤维素样物质沉积。实验室检查：血沉增快，严重患者可伴有低补体血症，包括 $CH_{50}$、$C_{14}$、$C_4$ 和 $C_2$ 减少，直接免疫荧光检查在血管壁上可见免疫球蛋白和补体的沉积。

### (五)自身免疫性荨麻疹

临床表现为慢性荨麻疹,但可能临床症状更为明显。组织病理与一般慢性荨麻疹无明显区别,但患者血清中常存在抗体 IgE 受体 FcεRIα 链的自身抗体 IgG,自体血清皮肤试验(在患者真皮下注射自身血清时立即发生风团或红晕样反应,类似与自然发生的荨麻疹)阳性。患者常具有自身免疫性疾病基础,如寻常型天疱疮、皮肌炎、系统性红斑狼疮等。

## 三、诊断及鉴别诊断

本病根据临床上出现风团样皮疹,即可确诊。诊断一般不困难,但引起荨麻疹的原因比较复杂,确定引起荨麻疹的原因常很困难,因此,必须通过详细采取病史,详细体格检查,以及有关的实验室检查确诊。

### (一)病史

应注意发疹与药物、食物、日光、寒冷及外界环境因素的关系,了解在什么情况发作,哪些因素可使症状加重,发作的规律,临床经过,治疗效果等。

### (二)体格检查

要注意身体内有无感染病灶,包括寄生虫感染、真菌感染、细菌感染等,以及感染病灶与本病有无联系,治疗这些感染病灶后,症状是否相应缓解。

### (三)实验室检查

血常规、血沉、血清补体、大便找寄生虫卵,寒冷性荨麻疹最好测血冷球蛋白、冷纤维蛋白原、冷溶血素等。

## 四、治疗

由于荨麻疹的原因各异,治疗效果也不一样,有的容易治愈,有的很难治疗。治疗具体措施如下。

### (一)去除病因

对每位患者都应力求找到引起发作的原因,并加以避免。如果是感染引起者,应积极治疗感染病灶。药物引起者应停用过敏药物;食物过敏引起者,找出过敏食物后,不要再吃这种食物。

### (二)避免诱发因素

如寒冷性荨麻疹应注意保暖,乙酰胆碱性荨麻疹减少运动、出汗及情绪波动,接触性荨麻疹减少接触的机会等。

### (三)抗组胺类药物

抗组胺类药物是治疗各型荨麻疹最常用的药物。大多数患者经抗组胺药物治疗后即可获得满意的疗效,少数患者较为顽固。对顽固难治性荨麻疹可以增大剂量或联合用药。

1.$H_1$ 受体阻滞药

$H_1$ 受体阻滞药具有较强的抗组胺和抗其他炎症介质的作用,治疗各型荨麻疹都有较好的效果。常用的 $H_1$ 受体阻滞药有苯海拉明、赛庚啶、氯苯那敏等,阿伐斯汀、西替利嗪、咪唑斯汀、氯雷他定、依巴斯汀(10 mg/d)、氮卓斯汀(4 mg/d)、地氯雷他定(5 mg/d)等;单独治疗无效时,可以选择两种不同类型的 $H_1$ 受体阻滞药合用或与 $H_1$ 受体阻滞药联合应用,常用的 $H_2$ 受体阻滞药有西咪替丁、雷尼替丁、法莫替丁等。有人报道,$H_1$ 和 $H_2$ 受体阻滞药联合应用有协同作用,能增加 $H_1$ 拮抗剂的作用。$H_2$ 受体阻滞药单独使用时效果不佳。如果采用两种以上的抗组胺药都是 $H_1$ 受体阻滞药,则应选用两者在结构上不同的药物,或一种作用强的抗组胺药物与一种作用较弱的抗组胺药物联合使用,或一种有思睡、镇静作用的抗组胺药物与一种没有思睡作用的抗组胺药如咪唑司丁、西替利嗪等联合应用。羟嗪具有较强的抗组胺、抗胆碱和镇静作用,止痒效果也很好。用于急、慢性荨麻疹和寒冷性荨麻疹均有效。剂量因人而异。且个体差别颇大,成人始量为每次 25 mg,每天 3 或 4 次,并可逐步调整到每次:50～100 mg,每天 3 或4 次。若单独使用无效时,可考虑与其他药物合并使用。

2.多塞平

多塞平是一种三环类抗忧郁剂,主要用于治疗忧郁和焦虑性神经症,本药也具有很强的抗 $H_1$ 和 $H_2$ 受体作用。有文献报道作为 $H_1$ 拮抗剂,多塞平比苯海拉明的作用强 700 倍以上,比羟嗪强 50 倍。作为 $H_2$ 拮抗剂比西咪替丁强 6 倍,剂量为每次 25 mg,每天 3 次。对慢性荨麻疹效果尤佳,且不良反应较小。对传统使用的抗组胺药物无效的荨麻疹患者,多塞平是较好的选用药物。

### (四)抑制肥大细胞脱颗粒作用,减少组胺释放的药物

1.硫酸间羟异丁肾上腺素

硫酸间羟异丁肾上腺素为 $\beta_2$-肾上腺受体促进剂,在体内能增加 cAMP 的浓度,从而抑制肥大细胞脱颗粒。剂量为每次 2.5～5 mg,每天 3 次,亦可皮下注射,成人每次 0.25～0.5 mg。

2.酮替酚

每次最大剂量为 1 mg,每天 3 次。通过增加体内 cAMP 的浓度,抑制肥大

细胞脱颗粒，阻止炎症介质（如组胺、慢反应物质等）的释放。其抑制作用较色甘酸钠强而快，并可口服。

3.色甘酸钠

色甘酸钠能阻断抗原-抗体的结合，抑制炎症介质的释放。成人每次 20 mg，每天 3 次吸入。若与糖皮质激素联合作用，可减少后者的用量，并增强疗效。

4.曲尼司特

每次 100 mg，每天 3 次。通过稳定肥大细胞膜而减少组胺的释放。

**（五）糖皮质激素**

糖皮质激素具有较强的抗炎、抗过敏作用。能稳定肥大细胞膜和溶酶体膜，抑制炎症介质和溶酶体酶的释放；能收缩血管，减少渗出。对荨麻疹的疗效很好，特别适用于急性荨麻疹、血清病性荨麻疹、压力性荨麻疹。某些严重类型伴有明显全身症状的荨麻疹，如高热、皮疹广泛、腹绞痛、低血容量和低血压、心脏损害、中枢神经症状、喉部及呼吸道阻塞症状等，更应使用糖皮质激素。由于糖皮质激素有一定的不良反应，停药后易反跳，因此，轻型患者用一般抗组胺药物能控制者，不一定都使用此类药物。常用药物和剂量如下：①泼尼松 40～80 mg/d，分 3 或 4 次口服。②曲安西龙：每天 12～16 mg，口服。③地塞米松 6～9 mg/d，分 3 或 4 次口服。④得宝松 1 mL，肌内注射，每月 1 次，病情控制后改为口服制剂。紧急情况下，采用氢化可的松 200～400 mg、地塞米松 5～20 mg 或甲泼尼龙 40～120 mg 静脉滴注。

**（六）免疫抑制剂**

当慢性荨麻疹患者具有自身免疫基础，病情反复，上述治疗不能取得满意疗效时，可应用免疫抑制剂，环孢素具有较好的疗效，硫唑嘌呤、环磷酰胺、甲氨蝶呤及免疫球蛋白等均可试用，雷公藤也具有一定疗效。

**（七）非特异性抗过敏疗法及其他疗法**

10%葡萄糖酸钙注射液 10 mL，每天 1 次，静脉注射；普鲁卡因静脉滴注，每次用量 0.25～0.50 g加入 500 mL 的 5%葡萄糖注射液中；10%硫代硫酸钠 10 mL，每天 1 次，静脉注射，自血疗法或组织疗法；组胺球蛋白肌内注射或穴位注射；抗血纤溶芳酸每次 0.25～0.50 g，每天 3 次，口服或每次 0.25～0.50 g，用 5%葡萄糖液稀释后，静脉滴注；6-氨基己酸，每次 2 g，口服或每次 4～6 g加 5%葡萄糖液中静脉滴注；利血平0.25 mg/d，每天 3 次，口服，氨茶碱 0.1～0.2 g，每天3 次，口服；转移因子 1 U 上臂内侧皮下注射，每周2 次，共 6～10 次，对慢性荨麻疹有一定疗效。卡介菌多糖核酸 1 mg,肌内注射,隔天 1 次。上述药物单独使用效果一般不理想,通常与抗组胺类药物联合使用,以增强效果,减少复发机会。

### (八)某些特殊情况的处理

如荨麻疹因感染引起者,应根据感染的情况,选用适当的抗感染药物进行治疗。

1.对寒冷性荨麻疹

抗组胺药物中以赛庚啶、多塞平、酮替芬、羟嗪、咪唑司丁疗效较好;可联合应用维生素 E 100～200 mg,每天 3 次;桂利嗪 25 mg,每天 3 次及 $H_2$ 受体阻滞药。阿扎他啶,1 mg,每天 3 次通过抗组胺、抗胆碱、抗 5-羟色胺作用,对寒冷性荨麻疹效果较好。还需:①保护自己,避免骤冷影响。②抗组胺药物中,选用赛庚啶、多塞平、酮替芬。③通过逐渐适应低温环境和冷水进行脱过敏。

2.对日光性荨麻疹

除采用抗组胺药物羟嗪、氯苯那敏外,还可:①服用氯喹 125～250 mg/d、羟氯喹 100～200 mg/d,沙利度胺 25～50 mg/d。②试服高氯环秦 30 mg/d。③反复照射日光或人工光,从小剂量开始,逐渐增加照射剂量,通过此法进行脱过敏。④涂用遮光剂。⑤避免服光敏药物与食物。

3.对胆碱能性荨麻疹

(1)首选具有抗胆碱能作用的 $H_1$ 受体阻滞药如美喹他嗪 5 mg,每天 2 次或 10 mg,睡前服用;也可应用山莨菪碱 10 mg,每天 2 或 3 次。

(2)还原型谷胱甘肽具有一定疗效,其机制可能是通过激活胆碱酯酶水解乙酰胆碱。

(3)要适当限制强烈的运动。

(4)通过逐渐增加水温和运动量,有可能增加耐受而达到脱敏目的。

(5)有人报道使用特非拉丁和甲磺酸波尔啶(抗胆碱药物)联合应用效果很好。

### (九)外用药物

下列药物有收敛止痒作用:①复方炉甘石洗剂外涂皮疹处。②柳酚酊外涂皮疹处。③三黄洗剂外涂皮疹处。④地肤子、白芷、防风、川椒、透骨草各 15 g 煎水后外洗。

# 第六节　药　疹

## 一、病因

药疹是指药物通过口服、注射、吸入等各种途径进入人体，在皮肤和黏膜上引起的炎症反应，重者可累及内脏器官和组织。由药物引起的非治疗反应统称为药物反应，药疹仅是其中的一种表现形式。引起药疹的药物种类很多。

临床上常见的药物如下。①抗生素类：以青霉素、头孢类、磺胺类为多，其次是氨苄西林、喹诺酮类等。②解热镇痛药：阿尼利定、安乃近、感冒胶囊等。③催眠、镇静与抗癫痫药：如苯巴比妥、苯妥英钠、卡马西平等。④异种血清制品及疫苗：如破伤风抗毒素、狂犬疫苗等。⑤抗痛风药物：如别嘌呤醇、秋水仙碱等。⑥心血管用药：某些降压药和扩血管药如硝苯地平、依那普利、美托洛尔等。⑦某些中药：近年来中药引起的药疹也较多，如鱼腥草、穿琥宁、砷制剂等。

## 二、发病机制

药疹的发病机制非常复杂，可分为变态反应和非变态反应两大类。

### （一）药物变态反应发病机制

药物的种类可由复杂的蛋白制品到简单的低相对分子质量化学品。多数属于后者。低相对分子质量的药物属于半抗原，必须首先与某些大分子物质如蛋白质等作为载体相结合，形成半抗原-载体结合物才能引起机体对该种药物的特异免疫反应。具有免疫原性的结合物，通常是通过共价键的结合，多是不可逆的，在体内代谢过程中不易被裂解，故易发生抗原作用。某些药物变态反应只局限于一定的组织，可能是该组织的某种特殊成分起了载体作用。

药物本身固然可以与蛋白载体结合成完全抗原，但也有的药物是其降解产物或其在体内的代谢产物与蛋白载体结合成为全抗原。

与药疹发生有关的变态反应包括如下。Ⅰ型变态反应：如荨麻疹、血管性水肿及过敏性休克；Ⅱ型变态反应：如溶血性贫血、血小板减少性紫癜等；Ⅲ型变态反应：如血清病、血清病样综合征；Ⅳ型变态反应：麻疹样药疹、剥脱性皮炎等。药疹的免疫性反应相当复杂，有些药物所致药疹可以以Ⅰ型变态反应为主，也可以是Ⅱ型变态反应.或两种变态反应同时参与。

1.药物变态反应的影响因素

(1)治疗剂量、疗程和疗程次数的关系:摄取药物的机会越多,产生药物变态反应的频度也越多。间歇重复应用比长期无间隙的应用敏感较多,一旦致敏,小剂量药物重复摄入亦可发生。

(2)药物的性质:从化学结构上看,具有苯核和嘧啶核的药物抗原性高。有些药物的赋形剂和溶媒(如油、羟甲纤维素)及乳化剂可以起一种佐剂作用,即可使抗原易于潴留或引起局部炎症而较易引起过敏。药物的剂型亦可影响药物过敏的发生,如胰岛素的非结晶型比很快吸收的剂型较易于发生变态反应。

(3)遗传因素:在药物变态反应发生上有一定的意义。青霉素过敏性休克的发病率,有过敏性家族史者高于无家族史者2~3倍。

(4)环境因素:可直接影响机体对治疗药物的反应或改变药物有关抗原变为免疫原性。机体所患的疾病有时也有重要影响,如组织损伤,特别是继发于感染的过程,也可以促发对药物的过敏,对抗生素过敏多发生在治疗某种疾病时应用抗生素,很少发生于应用抗生素预防某些疾病的健康人中。有人认为,这可能是由于有了可利用的新载体,或由于溶酶体酶改变了代谢途径,也可能由于细菌产物刺激了免疫系统之故。

2.药物的交叉敏感与多元敏感

交叉敏感是指一种化合物引起的变态反应,以后由另一种或多种与初次变应原在化学结构上相似的化合物,或由于代谢中转换的产物在免疫化学上与初次变应原结构相似或一致而引起同样的变态反应。有些患者不仅对一种药物过敏,而且对多种药物过敏,这些药物在化学结构上可无相似之处,此称多元敏感。

3.药物的光敏反应

有些药物仅在同时有紫外线的照射下才能敏感和引起皮疹。光线引起的光敏反应有两种,一种为光毒性反应,另一种为光变态反应。光敏性药物分为5组:①磺胺及其衍化物。②吩噻嗪类。③四环素族。④补骨酯素类。⑤其他,包括灰黄霉素、抗组胺制剂等。

(二)非变态反应发病机制

1.免疫效应途径的非免疫性活化

如药物可以直接作用于肥大细胞释放介质,而表现为荨麻疹、血管性水肿;或直接活化补体,如放射造影剂发生的荨麻疹反应。亦可由于药物改变花生四烯酸的代谢途径,即抑制了环氧化酶,使花生四烯酸产生前列腺素减少,这是阿司匹林及其他非激素抗炎药发生过敏样反应的原因。

2.药物的积聚或过量

例如，长期服用米帕林者，由于吞噬细胞内吞噬药量增加，皮肤呈浅黄色；长期应用铋剂加上口腔卫生习惯不良者，齿龈出现蓝灰色“铋线”；长期大量服用氯丙嗪者，在皮肤暴露部位由于药物或其代谢产物在日光参与下黏附于黑素而使皮肤出现带蓝棕色色素；砷剂皮炎则可能是丙酮酸氧化酶系统的抑制作用所致。

3.药物不良反应及菌群失调

如细胞毒药物引起脱发，应用广谱抗生素后发生的肛周或口腔假丝酵母菌感染。

4.药物的相互作用

药物的相互作用即药物竞争相同的血浆蛋白结合部位，抑制或刺激其降解所需的重要酶类，或影响另一药物的排泄。

5.药物使已存在的皮肤病激发

例如β受体阻滞剂可引起银屑病样皮炎，应用西咪替丁而使皮肤型红斑狼疮激发，血管扩张剂可使酒渣鼻增剧。另外，在感染性疾病中应用特效药后，使原皮损加剧或出现新的损害，如用青霉素驱梅，常使二期梅毒疹加剧，这种皮疹可能是由于对大量死亡的梅毒螺旋体释放物的变态反应。

## 三、临床表现

药疹的临床表现多种多样，常见的有下列类型。

### (一)固定型药疹

固定型药疹是最常见的一型。常由磺胺类、解热止痛类、巴比妥类等药物引起。损害可发生于任何部位，以口周、龟头及肛门等皮肤黏膜交界处多见，指趾间、手足背部、躯干等处也可发生。皮疹特点为局限性圆形或类圆形水肿性红斑，直径 1～4 cm 大小，鲜红色或紫红色，炎症剧烈者中央可形成水疱或大疱，边界清楚，损害大小不等，为一个或多个。停药一周以上红斑消退，局部遗留棕褐色或灰褐色色素沉着斑，可持续数月。当再次使用同类药物时，常于数分钟或数小时后，在原发疹处出现类似皮疹，并向周围扩大。随着复发次数的增加，皮疹数目可增多。发生于皱襞、黏膜处的皮损易糜烂，疼痛明显。一般无全身症状，少数泛发者有发热、头痛及全身不适。一般经 7～10 天皮损可消退，较重者可迁延数十天。

### (二)荨麻疹及血管性水肿型药疹

荨麻疹及血管性水肿型药疹较常见。多由青霉素、头孢类、血清制品、呋喃唑酮等引起。皮损似急性荨麻疹，即水肿性红斑、大小不等的风团，可伴有荨麻疹的其他症状，但皮疹较一般荨麻疹色泽红，持续时间长，自觉瘙痒，可同时伴有血清病样症状，如发热、关节痛、淋巴结肿大、血管性水肿甚至蛋白尿等，若变应原不能去除，可表现为慢性荨麻疹，持续数月以至数年。

### (三)麻疹样或猩红热样药疹

麻疹样或猩红热样药疹又称发疹型药疹。多由解热止痛药、巴比妥类及青霉素、降压药和扩血管药、抗痛风药物等引起。发病常较突然，常由面颈部开始出现针头至米粒大小的红色丘疹，迅速向躯干处蔓延，散在或密集对称分布，皮疹类似麻疹。进一步发展皮疹可互相融合形成弥漫性红斑和肿胀、类似猩红热的皮疹。有时可伴有发热、头痛、乏力、白细胞数增多等全身症状，但无麻疹或猩红热的其他特征。停药后1～2周病情好转，皮疹颜色变浅或消退，偶有糠秕状脱屑。

### (四)多形红斑型药疹

多形红斑型药疹常由磺胺类、巴比妥类、卡马西平及解热止痛类药物引起。皮疹似多形红斑，为豌豆至蚕豆大小的圆形或椭圆形水肿性红斑或丘疹，中心为暗紫红色斑或水疱。皮疹多发，对称分布，以四肢伸侧、躯干、口腔与口唇为主，自觉瘙痒或疼痛。病情重时累及口腔、眼部、肛门、外生殖器、呼吸道、消化道黏膜，称重症多形红斑型药疹，皮损呈现大疱、糜烂，全身症状严重，有畏寒、高热，伴肝肾功能损伤，此型药疹病情危重，死亡率高。

### (五)剥脱性皮炎型药疹

剥脱性皮炎型药疹是严重的一型药疹。常由磺胺类、巴比妥类、卡马西平等引起。起病急，常伴高热、寒战。皮损初为麻疹样或猩红热样红斑，逐渐加剧融合成片，呈弥漫性水肿性红斑，以面部及手足为重，颈部、腋窝、股部等皱襞处出现糜烂、渗液与结痂，口唇和口腔黏膜潮红肿胀，有水疱和糜烂，眼结膜充血、水肿，分泌物增加，重者出现角膜溃疡。2周左右，出现全身皮肤脱屑，呈片状，手足部脱屑如同手套和袜套样，毛发和指甲均可脱落，脱屑约持续一个月，逐渐减少，从大片状渐变为细碎糠秕状。严重者可伴有全身淋巴结肿大，并伴发肝肾功能损害，表现为转氨酶增高、低蛋白血症、血尿、蛋白尿。

### (六)大疱性表皮松解型药疹

大疱性表皮松解型药疹又称中毒性表皮坏死松解症，是最严重的一型药疹。常由磺胺类、解热止痛类、巴比妥类及卡马西平等引起。发病急，全身中毒症状重。常有寒战、高热，体温40 ℃左右。皮疹于1～4天遍布全身，皮疹初为鲜红色或暗紫红色斑片，很快扩大融合，其上出现松弛性大疱，并出现广泛性、对称性的表皮坏死松解，状似浅Ⅱ度烫伤。尼氏征阳性。表皮极易擦破，露出红色糜烂面，自觉疼痛及触痛。眼、鼻、口腔黏膜均可剥脱，可造成睑、球结膜的粘连、角膜损害以至角膜穿孔。呼吸道和胃肠道黏膜也可糜烂、脱落、溃疡，而出现呼吸道和消化道症状。如无并发症，患者可于 3～4 周痊愈。严重者常出现继发感染、肝肾功能损伤、电解质紊乱、内脏出血、血尿、蛋白尿甚至氮质血症等，死亡率极高。

## 四、实验室检查

血常规检查见白细胞数增多，常伴有嗜酸性粒细胞增多；若多脏器损害可见血清转氨酶增高；血尿、蛋白尿；血尿素氮、肌酐增高等。

## 五、诊断要点

(1)各型药疹的共同诊断要点：①明确的服药史。②服药后到发疹有一定的潜伏期。初次用药一般需 4 天后才出现临床表现，已致敏者如再次用药，则数分钟至 24 小时之内即可发生。③皮疹突然发生，发展快。皮疹可呈多种类型，但对于某一患者而言常以一种为主。④严重者可伴不同程度的内脏损害、发热、关节痛、淋巴结肿大等全身症状。⑤停止使用致敏药物后皮疹可逐渐消退，糖皮质激素治疗常有效。

(2)药疹的临床表现复杂，不同药物可引起同种类型药疹，而同一种药物对不同患者或同一患者在不同时期也可出现不同的临床类型。临床中几种常见药疹类型的诊断要点如下。①固定型药疹：好发于口唇、口周、龟头等皮肤-黏膜交界处，为圆形或类圆形、水肿性暗紫红色斑疹，常为单发，偶可多发。②荨麻疹型药疹：皮损与急性荨麻疹相似，但持续时间长。可伴有血清病样症状。③发疹型药疹：是药疹中最常见的一型。散在或密集、红色、针头大小的斑疹或丘疹，皮疹似麻疹或猩红热。发病多突然，可伴发热等全身症状。④多形红斑型药疹：皮损与多形红斑相似，为豌豆至蚕豆大小、圆形或椭圆形水肿性红斑，中心呈紫红色，常出现水疱。累及口腔及外生殖器黏膜时可疼痛。⑤大疱性表皮松解型药疹：起病急骤，全身中毒症状较重。皮损初为鲜红色或紫红色斑片，迅速波及全身，出现水疱或大疱，尼氏征阳性，易形成糜烂。口腔、眼、呼吸道黏膜也可累及。⑥剥脱性皮炎型药疹：全身弥漫性潮红肿胀，而后大量鳞片状或落叶状脱屑。

(3)临床上将病情严重、死亡率较高的重症多形红斑型药疹、大疱性表皮松解型药疹及剥脱性皮炎型药疹称为重型药疹。此外药物还可以引起其他形态药疹如光敏皮炎型药疹、湿疹型药疹、紫癜型药疹、痤疮型药疹等称为轻型药疹。

## 六、鉴别诊断

### (一)发生在外阴部的固定性药疹应与硬下疳鉴别

后者无自觉症状,有不洁性交史,皮损初起为浸润性红斑,呈暗红色硬性斑块(如软骨样硬度),表面溃疡或糜烂,但无脓性分泌物,组织液涂片用暗视野显微镜检查可见梅毒螺旋体,梅毒血清反应阳性,经抗梅毒治疗可迅速消退。

### (二)麻疹样药疹应与麻疹鉴别

后者呈流行性发病,先有呼吸道卡他症状,全身症状较重,无瘙痒,颊黏膜可见科氏斑,有一定的出疹顺序。

### (三)猩红热样药疹应与猩红热鉴别

后者先有咽炎症状,瘙痒较轻,全身症状较重,常有头痛、恶心、呕吐、口周苍白圈、杨梅舌及颈淋巴结肿大等,实验室检查白细胞增高。

## 七、治疗

原则:立即停用可疑致敏药物,促进致敏药物及其代谢产物的排泄,对症治疗。注意交叉过敏及多价过敏,积极治疗原发病。

### (一)轻型药疹

停用致敏药物后,鼓励患者多饮水以促进药物排泄,皮损多能逐渐消退。可给予抗组胺药、维生素 C 及 10%葡萄糖酸钙静脉注射。必要时口服皮质类固醇如泼尼松30~40 mg/d,皮疹消退后逐渐停药。局部外用炉甘石洗剂。固定型药疹有糜烂及渗出时,可用 3%硼酸液或 0.1%依沙吖啶溶液等湿敷,间歇期外用糊剂或油剂。

### (二)重症药疹

重症药疹包括重症多形红斑型药疹、剥脱性皮炎型及大疱性表皮松解型药疹。治疗除停用致敏药物外,要采取如下措施。

1.早期足量使用类固醇皮质激素

开始每天用氢化可的松 300~500 mg,或地塞米松 10~20 mg 及维生素 C 2~3 g 加入5%~10%葡萄糖溶液中静脉滴注。类固醇皮质激素足量的标志是 2~3 天体温得到控制,原皮疹色泽转暗,渗液减少,水疱干燥,无新皮疹出现。一旦病情稳定好转,则迅速减少激素用量,每 3~4 天减初用量的 1/4 左右,一般可在 2～3 周减完。

2.加速致敏药物和代谢产物的排泄

鼓励患者多饮水或静脉补液，以促进药物及代谢产物的排泄。对由重金属引起的药疹应及早使用络合剂，以加速其在体内的代谢。

3.支持疗法

对原有疾病应改用非致敏药物治疗，并注意水、电解质平衡，及时纠正酸中毒。对病情重、病期较久者，由于高热及皮肤剥脱、渗出等，易出现血浆蛋白降低、脱水和电解质紊乱，应及时纠正，注意蛋白摄入量，必要时输血或血浆。也可给予静脉高营养。

4.预防和治疗并发症

如有感染要及时选用有效、非致敏的抗生素，尽快控制感染。若伴发肝损害，应加强护肝治疗，包括静脉高营养或食用高能量流质饮食、补充多种维生素等。

5.免疫抑制剂治疗

重症患者可采用皮质类固醇加免疫抑制剂环磷酰胺 100～300 mg/d静脉滴注，该法奏效迅速，可缩短激素使用时间。也可使用环孢素 4 mg/(kg·d)，有较好疗效。

6.局部治疗

应使用无刺激性及具有保护、收敛、消炎作用的药物，并根据皮损情况选用适当的剂型。对中毒性表皮坏死松解症患者，应住隔离病房，使用消毒棉垫，每天更换消毒床单，房间定期消毒；其糜烂面应暴露(但要注意保温)，皮损处应保持创面干燥。注意保护眼睛，定期生理盐水冲洗，清除分泌物，白天以抗生素眼药水及氢化可的松眼药水交替点眼，夜间入睡前涂足量眼药膏，可防止粘连。有口腔糜烂者，可用 2%碳酸氢钠液或多贝氏液漱口。

## 八、卫生宣教

药疹为医源性疾病，应引起临床医师的注意，为了避免或减少药疹的发生，必须注意以下四点。

(1)用药应有的放矢，切勿滥用药物，用药前应详细询问药物过敏史。并注意交叉过敏。

(2)要注意药疹的早期症状，一旦出现难以解释的发热及皮肤黏膜的症状(如结膜充血、皮肤瘙痒、皮疹)，应想到药疹的可能，要立即停用可疑药物，并尽早作出诊断。

(3)应用青霉素、链霉素、普鲁卡因等药物时,应严格按照药典规定执行皮试制度。

(4)对已确诊为药疹的患者,应记入病历,并用红笔标注,明确告知患者,避免重复使用同类和结构类似药物,以免加重病情或再发。

## 九、预后与转归

一般药疹病因明确,如治疗及时,避免再次使用致敏药物或化学结构相类似的药物,一般不会复发,预后良好。但重症药疹如年老体弱合并有严重内脏或多重感染者则病情危重,甚至可导致死亡。

# 第六章

# 红斑丘疹鳞屑性皮肤病

## 第一节　多形红斑

多形红斑又称多形性渗出性红斑。病因不明，可能是一种小血管内皮细胞的变态反应，变应原包括感染因素(单纯疱疹病毒、细菌、真菌、原虫、支原体)、药物等。也可能与内脏疾病、寒冷因素有关。特征性皮疹为靶形损害即虹膜状皮疹，有不同程度的黏膜损害。重症型有严重的黏膜和内脏损害，称为 Stevens-Johnson 综合征，一般为药物过敏所致。

### 一、临床表现

多见于青壮年，男性略多于女性。春秋季易于发病。发病急剧，发病前多有前驱症状，如头痛、低热、四肢倦怠、食欲缺乏和关节、肌肉疼痛等，部分病例有扁桃体炎和上呼吸道感染。皮疹多形性，有红斑、丘疹、水疱、大疱、紫癜、风团等。按皮疹特点，临床上分为三型。

#### (一)红斑-丘疹型

此型最为常见，皮损对称分布于手背、前臂、足背、踝部等处。

皮损以水肿性鲜红色斑和扁平丘疹为主，境界清楚，皮疹呈离心性扩大。典型皮疹中央部位暗红色或紫红色，有时中央可为水疱或紫癜，边缘颜色较浅，形成虹膜状损害，即靶形损害。患者自觉轻度瘙痒，无显著全身症状，病程 2～4 周。

#### (二)水疱-大疱型

在红斑基础上有水疱或大疱，可为血疱，水疱破裂后形成糜烂或溃疡。口腔、外阴部、包皮、尿道口、阴唇、阴道黏膜等常受累，可发生潮红、丘疹、糜烂和浅溃疡，眼可有卡他性结膜炎。有显著的全身症状，如关节痛、发热、蛋白尿、血尿等。

### (三)重症型

重症型也称 Stevens-Johnson 综合征，多有服用致敏药物史。起病急骤，有较重的前驱症状如高热、头痛、咽痛、肌痛和关节痛等。皮损广泛分布于全身各处，常为水肿性红斑、水疱、大疱、血疱和瘀斑等。黏膜损害广泛而严重，口腔、鼻、咽、眼、尿道、肛门、呼吸道和消化道黏膜广泛累及。眼损害可有角膜炎、角膜溃疡、虹膜炎等，可造成视力减退以至失明。中毒症状显著，有高热、寒战、气促、腹泻，甚至昏迷等。可伴发支气管肺炎、消化道出血、关节炎、心肌炎、心包炎、脑水肿、肝肾损害而死亡。本型常见于儿童，男性多于女性，病程 3～6 周，若不及时抢救，死亡率可达 5%～15%。

## 二、组织病理

表皮中可见均一红染、坏死的角质形成细胞，轻度细胞间水肿及细胞内水肿，严重时可形成表皮内水疱或表皮下水疱，基底细胞液化变性，沿界面以淋巴细胞浸润为主，真皮乳头水肿，毛细血管扩张充血，有血管外红细胞，浅层血管丛周围淋巴细胞及组织细胞浸润。

## 三、诊断与鉴别诊断

### (一)诊断

根据四肢远端多发性水肿性红斑、丘疹，典型的靶形损害及组织病理进行诊断，同时根据皮损数目、水疱多少和黏膜受累程度可进行分型。

### (二)鉴别诊断

不典型者尚需与以下疾病鉴别。

1.需与红斑-丘疹型鉴别的疾病

(1)玫瑰糠疹：皮损为暗红色丘疹或玫瑰色斑疹，椭圆形，以躯干及四肢近端为主，通常先有一母斑。躯干部的皮损长轴与肋骨平行。病程有自限性，无黏膜损害，一般在 4～8 周自愈。通常不复发。

(2)体癣：皮疹为红色环形或钱币状斑片，边界清楚，边缘略隆起，有丘疹、小水疱，表面可有细薄的鳞屑，鳞屑查真菌阳性。

2.需与水疱-大疱型鉴别的疾病

(1)疱疹样皮炎:好发于青壮年,皮疹为群集的水疱,排列呈环状,瘙痒剧烈,慢性经过,无黏膜损害。病理改变为表皮下水疱,疱内含有多量嗜酸性粒细胞,早期真皮乳头内有中性粒细胞微脓疡。直接免疫荧光示基底膜带及乳头顶部颗粒状 IgA 沉积。

(2)大疱性类天疱疮:好发于老年人,早期为水肿性红斑,常有大疱,疱壁紧张,尼氏征阴性。病理改变为表皮下水疱,真皮浅层血管丛及乳头周围有数量不等嗜酸性粒细胞浸润。直接免疫荧光示基底膜带线状 IgG 及 $C_3$沉积。

(3)寻常型天疱疮:好发于中年人,在外观正常的皮肤上发生大小不等的水疱,疱壁薄,尼氏征阳性,疱易破裂形成糜烂,常伴有口腔黏膜的损害。病理改变为表皮内水疱,有棘刺松解现象。直接免疫荧光示棘细胞之间荧光。

**(三)需与重症型鉴别的疾病**

中毒性表皮坏死症:表皮大片松解、萎缩、坏死,呈棕红色烫伤样外观,尼氏征阳性,伴严重的内脏损害。

**四、治疗**

(1)去除致病因素,如控制感染、停用可疑致敏药物。若有明确单纯疱疹病毒感染,给予抗病毒药物。

(2)轻者一般给予抗组胺类药物、维生素 C、钙剂等,可酌情给予中小剂量类固醇皮质激素。

(3)重症病例尽早给予糖皮质激素,如 300～600 mg 氢化可的松静脉滴注,一般应用一周左右,当病情控制后,开始逐渐减量;并加强护理,保持水、电解质平衡,必要时输血,加强营养,给予高蛋白、高能量、富含维生素的流食或半流食,保护肝肾功能;选择适当抗生素预防和控制继发感染;注意激素不良反应,包括血压、血糖改变、胃肠道出血、精神症状、继发细菌、真菌或病毒感染、骨质疏松等。

(4)局部治疗,红斑-丘疹型损害可外用炉甘石洗剂或糖皮质激素霜剂;水疱渗出可外用 3%硼酸、0.1%依沙吖啶溶液湿敷;大疱性损害可用无菌注射器抽出疱液,口腔黏膜损害可用 2%碳酸氢钠溶液、生理盐水漱口,眼部损害应每天数次用生理盐水冲洗,白天用含糖皮质激素及抗生素眼药水点眼,晚上用抗生素眼膏,以防止粘连、继发感染以及角膜溃疡穿孔等。对会阴进行冲洗。

(5)中医疗法,风寒血瘀证,则疏风散寒,活血化瘀;湿热蕴结症,则清热利湿。

## 第二节 扁平苔藓

扁平苔藓病因不明。可能与遗传、自身免疫、感染、精神神经功能失调、药物、慢性病灶、代谢和内分泌紊乱等因素有关。目前认为该病的发病机制主要是通过各种细胞因子介导的T细胞免疫反应。

### 一、临床表现

多见于30～60岁，老人和儿童较少见，男女发病率无差别。

皮损好发于四肢屈侧，腕部屈侧、踝部周围及股内侧最易受累，躯干部损害位于腰部居多。常累及口腔及生殖器黏膜。皮损为针头至高粱米大多角形或三角形扁平丘疹，紫色或紫红色。有蜡样光泽，边缘清楚。表面可有灰白色小点或网状纹。丘疹可散在或密集，或融合成较大斑块。可沿搔抓处出现条状损害(同形反应)。消退后留色素沉着。

头皮发疹时可引起永久性脱发，多呈斑块状，偶可引起弥漫性脱发，脱发处头皮可萎缩或瘢痕形成。口腔黏膜损害很常见。损害最常见于颊黏膜后侧，特点为树枝状或网状银白色细纹及小丘疹，对称分布，口唇部损害可有糜烂及渗液，有明显的黏着性鳞屑。少数口腔扁平苔藓可癌变。生殖器部位也是扁平苔藓的好发部位，可累及男性于龟头、包皮，女性的大阴唇内侧、小阴唇等处，损害与口腔黏膜病变相似。病变可侵犯甲，病甲甲板增厚或变薄，常有纵沟、嵴，可出现甲裂缝、甲翼状胬肉、甲床萎缩、甲脱落等。患者自觉有不同程度的瘙痒，黏膜损害可有烧灼或疼痛感。

根据病情、皮疹形态、排列等特点，可分为急性泛发性、慢性局限性、肥厚性、萎缩性、大疱性、类天疱疮样、毛囊性、钝头性、红斑性、线状、环状、点滴状等多种亚型。

### 二、组织病理

表皮角化过度，颗粒层局灶性楔形增厚，棘层不规则增厚，基底细胞液化变性，真皮上部淋巴细胞为主带状浸润，真皮乳头层可见胶样小体及噬黑素细胞。

其他类型扁平苔藓除典型病理变化外，还有各自特征。毛囊性扁平苔藓在毛囊周围有致密的淋巴细胞为主的带状浸润，早期病变可见毛囊性角栓；大疱性扁平苔藓可有表皮下大疱；溃疡性扁平苔藓边缘组织为典型扁平苔藓改变；肥厚性扁平苔藓既有扁平苔藓的特点，又有慢性单纯性苔藓改变；萎缩性扁平苔藓中表皮显著变薄，表皮嵴常完全消失。

## 三、诊断与鉴别诊断

### (一)诊断

根据皮损发生部位、典型紫红色扁平丘疹、多形性皮损、Wickham 纹、口腔黏膜损害及特异性组织病理改变可以诊断。

### (二)鉴别诊断

不典型病例需与下列疾病鉴别。

1.皮肤淀粉样变

皮疹多对称分布于小腿伸侧及两侧，为半球形或略扁平的丘疹，表面粗糙无光泽。刚果红试验阳性，组织病理示真皮乳头有淀粉样物质沉积。

2.神经性皮炎

皮疹好发于颈项、肘部及腘窝等处，常呈典型的苔藓样变，无 Wickham 纹及口腔损害。

3.扁平疣

扁平丘疹常位于面部及手背等暴露部位，多散在分布，部分皮疹可呈条状排列。组织病理表皮可见空泡细胞。

4.结节性痒疹

肥厚性扁平苔藓与钝头扁平苔藓的皮疹有时与结节性痒疹的皮疹相似，但在该两型扁平苔藓的斑片与斑块周围多有典型的扁平苔藓的扁平丘疹，且结节性痒疹的组织病理主要为表皮增生性改变。

5.银屑病

银屑病鳞屑较多，常层层堆积，刮去鳞屑有薄膜现象及点状出血。病理改变具有特征性 Munro 微脓肿。

6.药疹

有明确的服药史，起病急，皮疹对称分布，停药后皮疹可逐渐消退。

7.结核性苔藓

为粟粒大小的半球形丘疹，多见于躯干部，散在分布或密集成片，无自觉症状。

8.硬化性萎缩性苔藓

好发于外阴及肛周，皮损为象牙白色或瓷白色的丘疹和斑块，丘疹表面有黑头粉刺样毛囊性角质栓，周围绕以红晕。晚期皮疹表面呈羊皮纸样皱纹。组织病理示棘层萎缩，基底细胞液化变性，真皮浅层胶原纤维水肿和均质化。

9.线状苔藓

皮疹好发于一侧上肢或下肢，为苔藓样小丘疹排列成条状，可仅有一条，亦可为数条平行排列。多无自觉症状。组织病理示乳头下层血管周围致密的淋巴细胞和组织细胞为主的浸润，并延及深部血管。

10.黏膜白斑病

本病与仅发生于口腔及女阴黏膜而无其他部位皮损的扁平苔藓较难鉴别，但黏膜白斑病多为微隆起的白色小斑块，触之质较硬。组织病理有助诊断。

## 四、治疗

### （一）一般治疗

治疗慢性病灶，消除或减轻精神紧张，限制烟酒及刺激性饮食，避免搔抓，停用可能激惹本病的药物。

### （二）内用疗法

(1)瘙痒者可给予抗组胺剂、镇静及安定止痒剂等。可口服维生素 A、维生素 E、B 族维生素及烟酸治疗。

(2)对急性泛发型扁平苔藓，可采用小或中剂量泼尼松口服，症状缓解或皮疹消退后可逐渐减量至停药。顽固的病例可用冲击疗法治疗。

(3)可口服阿维 A 酯、阿维 A 或异维 A 酸，每天 30～40 mg，连服 3 周，无效应停用。

(4)环孢素 A 用于常规治疗无效的顽固性、糜烂性或溃疡性扁平苔藓；灰黄霉素对肥厚性或大疱性扁平苔藓疗效较好；氯喹对光线性扁平苔藓和扁平苔藓甲病有效；雷公藤总甙用于治疗口腔扁平苔藓；其他如氨苯砜、苯妥英、抗生素、组织胺球蛋白及其他免疫抑制剂和免疫增强剂。

### （三）局部治疗

(1)糖皮质激素外用，对小面积的损害可用超强效或强效糖皮质激素夜间封包治疗。外阴、肛周皮损可用可的松栓或 1%氢化可的松霜；口腔损害采用 0.05%氯倍他米松戊酸酯吸入治疗。肥厚型、局限性损害，甲损害及口腔内的损害可采用皮损内糖皮质激素疗法。

(2)0.01%～0.3%维 A 酸软膏或 0.1%的异维 A 酸软膏或霜外涂。

(3)角质促成剂或角质剥脱剂,如煤焦油制剂、水杨酸软膏等。

**(四)其他治疗**

(1)光化学疗法(PUVA)。

(2)根据不同的皮损可采用激光、放射线、冷冻、外科手术治疗。

(3)中医药治疗。

## 第三节 小棘苔藓

小棘苔藓又称小棘毛发性苔藓、棘状角化病。病因不明,可能是毛发苔藓的一种亚型,也可能是机体对感染、药物或新陈代谢障碍的一种反应。

### 一、临床表现

(1)本病主要发生于男性儿童,很少发生于成人。

(2)皮损好发于颈、躯干、上臂伸侧、腘窝及臀部,对称分布。

(3)皮损表现为针头大小的毛囊性丘疹,中央有一根丝状干燥性小棘突出,肤色或灰白色,质地坚硬。皮疹密集成片,但不融合。

(4)无自觉症状或微痒。可自然消退,可复发。

### 二、诊断及鉴别诊断

根据皮疹的特点和好发部位进行诊断,需与以下疾病鉴别。

**(一)维生素 A 缺乏病**

本病无季节性变化,皮损为干燥而坚实的圆锥形或半球形角化性丘疹,较大,类似蟾皮,多见于四肢伸侧。可并发眼干燥、夜盲及其他内部器官症状。

**(二)瘰疬性苔藓**

有结核病史,儿童多见,好发于躯干部。为成片的毛囊性丘疹,顶端覆有少量鳞屑,呈肤色或棕红色,无光泽。组织病理为无干酪样坏死的结核样浸润。

### 三、治疗

口服维生素 A、维生素 E,外用 0.1%维 A 酸软膏、5%~10%水杨酸软膏等角质溶解剂。

# 第四节 光泽苔藓

光泽苔藓是一种以具有特殊光泽的微小丘疹为特征的皮肤病。该病最早由 Felix Pinkus 描述，较为少见，发病率为 0.03%～0.04%。

## 一、病因和发病机制

病因不清楚，它可能与扁平苔藓同时存在，二者有时不能区别，因此有学者认为光泽苔藓是扁平苔藓的一个亚型，仅在直接免疫荧光检查中有不同；另外过去曾认为本病可能与结核有关，但缺乏相关的证据；部分学者认为本病可能为反应性网状组织细胞增生症的表现之一。

## 二、临床表现

幼年与青年男性略多见。好发于阴茎、龟头、下腹部、前臂、胸部、大腿内侧、肩胛部，踝腕关节、足和手部，也可播散全身。皮损多为 1～2 mm 的圆形或多角形、半球状顶部扁平的丘疹，肤色、淡白或淡红色，坚实有光泽，散在不融合(图 6-1)，有时因同形反应而呈线状排列；甲常受累，表现为凹凸不平，断裂、纵嵴。一般无自觉症状。病程慢性，可自行消退。

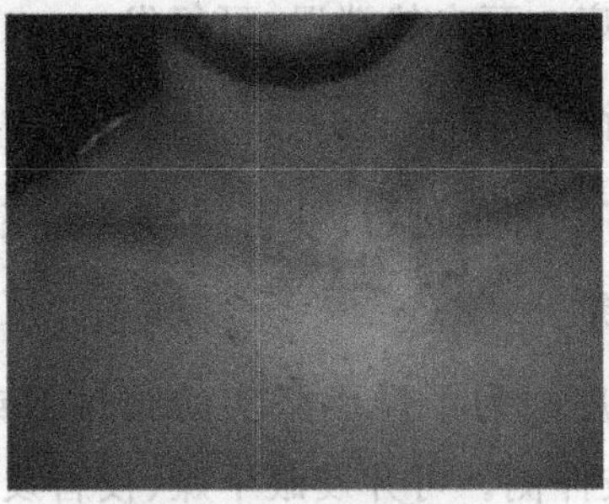

图 6-1　光泽苔藓

## 三、组织病理

可见真皮乳头部局限性球形浸润，浸润细胞主要由淋巴细胞及组织细胞组成，有时可见上皮样细胞，偶见多核巨细胞，浸润灶两侧表皮突延伸并内弯，环抱着浸润的细胞而呈抱球状，浸润灶上方表皮萎缩，基底细胞液化变性，表皮下或有空隙。

### 四、诊断和鉴别诊断

根据皮损特点、好发部位以及组织病理表现可以确诊。

本病应与下列疾病进行鉴别。

#### (一)扁平苔藓

丘疹为多角形,呈紫红色,可融合,瘙痒明显;组织病理改变有特征性。

#### (二)瘰疬性苔藓

患者多为患结核的青年;好发于躯干部,为成片的毛囊性丘疹,顶端覆少量鳞屑,呈正常皮色或棕红色,无光泽;组织病理改变与光泽苔藓不同。

#### (三)阴茎珍珠状丘疹

发于冠状沟边缘,为珍珠状大小一致的白色圆形小丘疹,孤立散在或带状排列。

#### (四)毛周角化症

主要见于四肢伸面的与毛囊一致的角化性丘疹,约针头至粟粒大;祛除角质栓后,有时可见蜷曲的毳毛。

### 五、治疗

由于大部分患者皮疹在一年或数年内自然消退。治疗主要是对症治疗。一般瘙痒明显时,可局部外用糖皮质激素软膏和口服抗组胺药物。若无自觉症状,常不需治疗。泛发性光泽苔藓用 NB-UVB、PUVA 治疗有效。

## 第五节 线状苔藓

线状苔藓为一种以线状排列的苔藓样小丘疹为特征的自限性皮肤病,好发于儿童。

### 一、病因和发病机制

尚不清楚。有人认为与脊髓神经的功能障碍有关,或患处的末梢神经对外来的刺激反应性增强所致;外伤受压可能为诱因;在兄弟姐妹中常有同时发生,且多见于春、夏季,提示与病毒感染相关。也有研究发现特应性素质患者发病率较高。线状苔藓可能代表一种具有异常免疫反应的特应性素质。

## 二、临床表现

主要发生在儿童，女略多于男。皮损常沿四肢或躯干发展，少数患者发生在面部，多为单侧性。初发皮损为针头大或粟粒大小的苔藓样丘疹，呈多角形或圆形，顶部扁平，红色或灰白色，有光泽，少许白色鳞屑，丘疹迅速增多呈连续或断续的线状排列（图 6-2），宽 0.2～3.0 cm；少数患者伴甲受累，表现为甲板条纹，纵嵴及甲营养不良。本病多无自觉症状，偶有瘙痒。病程缓慢，可自行消退，愈后皮肤恢复正常或留有暂时色素沉着或减退斑，个别患者可以复发。

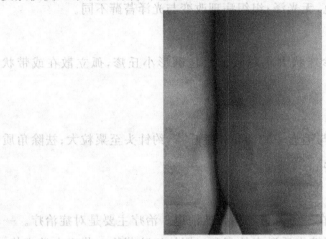

图 6-2 线状苔藓

## 三、组织病理

真皮浅层血管周围有致密的淋巴细胞和组织细胞浸润，偶见浆细胞，表面细胞内和组织间水肿，伴有不同程度的角化不全，通常无棘层肥厚，陈旧性损害较易发现苔藓样的改变；有些患者可见到角化不良细胞，类似毛囊角化病的圆体细胞，但体积较小。

## 四、诊断和鉴别诊断

根据皮损特点、好发部位及组织病理改变进行诊断。

本病应与下列疾病进行鉴别。

### （一）线状扁平苔藓

皮损为多角形紫红色扁平丘疹，有 Wickham 纹；病理变化有特征性。

### (二)带状银屑病

基本皮损为附有银白色云母状鳞屑的红色斑丘疹;组织病理有特征性。

### (三)慢性单纯性苔藓

有典型皮肤苔藓样变,瘙痒剧烈,持续时间较长。

### (四)单侧性疣状痣

多在出生时已经存在,有角质性疣状突起,无自愈倾向;组织病理倾向于银屑病样型,而线状苔藓倾向于苔藓样型变化。

## 五、治疗

因有自愈性,若无自觉症状,可不治疗。局部外用糖皮质激素软膏或神经钙调磷酸酶抑制剂对瘙痒或皮损消退有一定的疗效。

# 第六节 玫瑰糠疹

病因不明,可能与病毒、细菌、真菌或寄生虫感染以及过敏等因素有关。

## 一、临床表现

青年、成年人多发。皮疹发生于躯干、四肢近端,躯干部的皮损长轴与肋骨平行。起病时常于身体某处出现一个较大的椭圆形或圆形淡红或黄褐色斑片,直径 3～5 cm,边缘微翘起,被覆糠秕样鳞屑,此即母斑。母斑出现后 1～2 周,类似皮疹陆续成批发出。少数病例可有水疱、大疱、紫癜、出血、糜烂等损害。患者自觉症状多有轻中度瘙痒,少数有剧烈瘙痒或不痒。多无全身症状,少数患者可伴低热、全身不适、食欲减退、咽痛、头痛及淋巴结肿大等。病程有自限性,一般在 6～8 周自愈。通常不复发。

## 二、诊断与鉴别诊断

### (一)诊断

根据好发部位、母斑及沿皮纹走行的鳞屑性典型皮损、具自限性及不易复发等特征,可以诊断。

### (二)鉴别诊断

需与以下疾病鉴别

1.体癣

皮损范围多较局限,泛发者较少见,皮损为炎症性红色环形或钱币状斑片,表面可有细薄的鳞屑,边缘有丘疹或小水疱。真菌检查阳性。

2.花斑癣

皮疹形态及发病部位有时与玫瑰糠疹相似,但真菌检查阳性。

3.银屑病

皮疹多分布于四肢伸侧及肘膝部,为边缘清楚的红色斑片,表面有银白色鳞屑,刮之有点状出血。多冬季增重,病程长,易复发。

4.脂溢性皮炎

头皮和面部较多见,红斑表面有油腻性鳞屑,位于躯干的皮疹,在排列上无特殊性。

## 三、治疗

本病能自愈,治疗的目的是减轻症状,缩短病程。

(1)抗组胺药物、维生素C、维生素$B_{12}$、葡萄糖酸钙及硫代硫酸钠等均可使用,一般不须服用糖皮质激素。但皮损伴有紫癜、瘙痒显著或皮损泛发者可短期应用泼尼松,每天20~30 mg,以后逐渐减量。

(2)局部治疗:可外用炉甘石洗剂或少量使用类固醇皮质制剂。

(3)紫外线照射:可用红斑量或亚红斑量分区交替照射。

(4)中医中药疗法:以清热凉血、祛风止痒为治疗原则,可辅以针刺疗法。

# 第七节　毛发红糠疹

毛发红糠疹是以皮肤潮红、糠样脱屑、毛囊角化性丘疹为特征的慢性鳞屑性炎症性皮肤病,病因不清楚。可能与遗传、维生素A缺乏、角化障碍、内分泌机能障碍、神经功能失调有关。

## 一、临床表现

任何年龄均可发病,青春期发病者较多。皮损好发于手指和肘膝伸侧,其次为躯干和四肢伸侧。皮损为毛囊角化性丘疹，呈圆锥形，淡红至暗红色，质硬，中有毛发，触之似棘刺，可密集融合成片，基底发红，疹间有正常皮肤形成岛屿状。在片状损害外围可见散在毛囊性丘疹。头皮常呈脂溢性皮炎外观。伴有掌跖角化过度，皲裂形成。严重者皮损可波及全身，形成红皮病。指(趾)甲变形、增厚、浑浊。慢性经过，有不同程度的瘙痒、干燥及灼热感。

## 二、组织病理

主要病变在表皮，毛囊部位角化过度，点状角化不全，有些病例在角质层的水平方向及垂直方向上都有交错存在的角化过度和角化不全，使角质层呈现方格布样外观，颗粒层和棘层肥厚，基底层液化变性，真皮上部血管及毛囊周围有淋巴细胞为主的炎性细胞浸润。

## 三、诊断与鉴别诊断

### (一)诊断

根据颈侧、四肢伸侧及指背具有特征性的毛囊角化性丘疹，丘疹融合成淡红色或橘红色的鳞屑性斑块，斑块周围仍有毛囊性丘疹，头面部干性鳞屑性皮损及掌跖角化过度，结合病理表现，诊断不难。

### (二)鉴别诊断

需与以下疾病鉴别。

1.寻常型银屑病

皮损为边缘清楚的红色斑块，表面有银白色云母样鳞屑，剥去鳞屑后有薄膜和点状出血现象。累及头皮时有束状发，伴有黏着性鳞屑，皮疹很少累及掌跖部。病理示角质层中有中性粒细胞聚集形成的Munro微脓肿。

2.扁平苔藓

其皮疹为紫红色、多角形扁平丘疹，表面可见白点或白色条纹，很少累及头、面及掌跖部，病理改变有特异性。

3.脂溢性皮炎

红斑表面有油腻性鳞屑，无毛囊角化性丘疹，好发于头皮、耳、胸、背部等。

4.毛发苔藓

皮损为多发性毛囊性小丘疹，无炎症，不融合，好发于上臂外侧和股部伸侧，长期存在。

5.离心性环状红斑

环状红斑，中央消退，周围扩张性边缘隆起如堤状。消退后留有色素沉着。

**四、治疗**

目前尚无特效疗法。

(1)维生素 A:每天 15～30 万 U,分 3 次口服,可连续服用 2 个月。

(2)维 A 酸:常用有阿维 A 酯和异维 A 酸。剂量可为 1～2 mg/kg,3～4 次/天,口服,可连续 4 个月。有发生红皮病倾向者,病情顽固者,可采用免疫抑制剂如 MTX、硫唑嘌呤等,或糖皮质激素。

(3)局部外用润肤剂、0.025%～0.1%维 A 酸软膏、10%尿素软膏等。

(4)中药治疗:以祛风利湿、活血通络为治则。

## 第八节 银 屑 病

银屑病又名"牛皮癣",是一种常见并易复发的慢性炎症性皮肤病。目前认为是遗传因素和环境因素等多种因素相互作用的多基因遗传性疾病,确切机制尚不清楚。部分患者有家族史,并有遗传倾向。其他可能因素包括细菌或病毒感染、免疫、内分泌、神经精神因素以及物理因素等。

**一、临床表现**

根据临床表现,分为寻常型、脓疱型、关节病型和红皮病型四型。

**(一)寻常型银屑病**

多自青壮年时期发病。青少年患者银屑病的发病或加重常由扁桃体炎或上呼吸道感染激发。好发于头皮、躯干和四肢伸侧,常对称分布。典型皮疹为红色丘疹、斑丘疹或斑块,可融合成片,边界清楚,周围有炎性红晕,浸润明显,上覆厚层银白色鳞屑。轻轻刮除鳞屑,可见一层淡红色半透明薄膜,刮去后有发亮薄膜(薄膜现象),刮除薄膜后出现点状出血(Auspitz 征)。蜡滴现象、薄膜现象和点状出血是本病的临床特征。皮损形态多样,可为点滴状、钱币状、地图状、蛎壳状等。发生于头皮者,皮损境界清楚,鳞屑较厚,可见束状发。指(趾)甲受累,可见甲板上出现顶针样点状凹陷、纵嵴、横沟、游离端与甲床剥离以及浑浊肥厚等。黏膜损害多见于龟头、口唇及颊黏膜。龟头损害为边缘清楚的光滑干燥性红斑,刮之有少许鳞屑;口唇可有银白色鳞屑。颊黏膜有灰黄色或白色斑片,基底浸润，表面呈浸渍状，剥离后见点状出血。患者常自觉不同程度的瘙痒，一般全身情况不受影响。病程慢性，可持续十余年或数十年，甚至终身迁延不愈。大部分患者冬重夏轻。

根据皮损特点分为点滴状银屑病和斑块状银屑病。

根据病程可分三期。①进行期：新皮疹不断出现，旧皮疹不断扩大，鳞屑厚积，炎症明显，痒感显著，常在外伤、摩擦、注射或针刺正常皮肤后发生皮疹，即同形反应。②静止期：病情保持稳定，基本无新疹出现，旧皮疹也不见消退，炎症较轻，鳞屑较多。③退行期：炎症浸润逐渐消退，鳞屑减少，皮疹缩小变平，遗留色素沉着或色素减退斑。

**（二）脓疱型银屑病**

分为泛发性和局限性两型。

1.泛发性脓疱型银屑病

患者常伴有高热、关节肿痛、全身不适等全身症状。

皮损为密集的、针头至粟粒大小的、浅在性无菌性小脓疱，表面覆盖有不典型的银屑病鳞屑。脓疱可逐渐融合成大片脓糊，破溃后局部糜烂、渗液、结脓痂。脓疱于数日后干枯脱屑，其下可再发新的脓疱。甲受累变形。常有沟状舌、地图舌。病情反复发作，好转时可出现典型的银屑病皮损。

病程可达数月或更久，大多数呈周期性反复发作，也可发展成红皮病。常可并发肝肾等系统损害，有些患者可因虚弱、电解质紊乱或继发感染而死亡。

2.掌跖脓疱型银屑病

多发生于掌跖，可扩展至指(趾)背侧。皮损为对称性红斑上出现针头、粟粒大脓疱，经1～2周自行干涸，结褐色痂，痂脱落后出现小片鳞屑，剥除鳞屑后可出现小出血点，鳞屑下又可出现新的脓疱。常伴有指(趾)甲病变，甲变形、浑浊、肥厚，严重时甲下可有脓液积聚。有时在肘后、膝前、胫前出现寻常型银屑病皮损，常伴有沟状舌。病情顽固，反复发作，对一般治疗反应不佳。

3.连续性肢端皮炎

这是局限性脓疱型银屑病的一种罕见类型。临床可见银屑病发生在指端，有时可发生在脚趾。脓疱消退后可见鳞屑和痂，甲床也可有脓疱，而且甲板可能会脱落。

**（三）关节病型银屑病**

患者关节炎症状多发生于银屑病之后，或与脓疱型或红皮病型银屑病并发。

少数患者的关节炎症状出现于银屑病之前。

本病可同时侵犯大小关节，但以手、腕及足等小关节受累多见，特别是指(趾)末端关节受累更为普遍。

患者关节炎症状一般与皮肤症状同时减轻或加重，临床表现类似类风湿性关节炎，表现为远端指(趾)间关节肿胀、疼痛，病久则出现关节畸形、僵硬，可有关节积液；严重时可累及脊柱和骶髂关节。皮疹往往为急性进行状态，多半为广泛分布的蛎壳状银屑病。

### (四)红皮病型银屑病

红皮病型银屑病多见于成人，极少累及儿童。患者常伴有发热、畏寒、头痛及不适等全身症状，各处浅表淋巴结可肿大，初起时在原有皮损部位出现潮红，迅速扩大，最后全身皮肤呈弥漫性红色或暗红色，炎症浸润明显，表面有大量糠状鳞屑，指(趾)甲受累者表现为甲浑浊、肥厚、变形，甚至甲剥离而脱落。部分患者在残余正常皮岛上可见寻常型银屑病皮损，或患者有寻常型银屑病病史。病程慢性，常数月或数年不愈。

## 二、组织病理

### (一)寻常型银屑病

角化过度伴角化不全，角质不全区可见 Munro 微脓肿；颗粒层变薄或消失；棘层肥厚，表皮嵴延长；真皮乳头层的毛细血管迂曲、扩张，轻度增厚，乳头上方表皮变薄，浅层血管周围可见淋巴细胞及中性粒细胞浸润。

### (二)脓疱型银屑病

其病理变化基本与寻常型银屑病相同，棘层上部可见由嗜中性粒细胞构成的海绵状脓肿，即 Kogoj 脓肿；真皮层炎症浸润较重，主要为淋巴细胞和中性粒细胞。

### (三)红皮病型银屑病

除具有寻常型银屑病的病理特征外，可见明显的细胞内和细胞间水肿，但不形成水疱；真皮上部水肿，血管扩张充血更明显，血管周围早期有嗜中性粒细胞和淋巴细胞浸润，晚期为淋巴细胞、组织细胞及浆细胞等。

## 三、银屑病共病

银屑病为慢性系统性炎症性疾病，除皮肤外可累计多个器官，如心血管疾病、代谢性疾病、肝肾疾病、自身免疫性疾病、心理疾病等。

## 四、诊断与鉴别诊断

### (一)诊断

根据本病的临床表现、皮损特点、好发部位、慢性经过、易于复发及组织病理学的特点等,一般易于诊断。

### (二)鉴别诊断

需与以下疾病相鉴别。

1.脂溢性皮炎

皮损边缘不清,基底部浸润较轻,红斑表面有油腻性鳞屑,刮之无点状出血,无束状发,好发于头皮、耳、胸、背部等皮脂溢出较多的部位。

2.玫瑰糠疹

皮损为圆形、椭圆形的玫瑰色斑疹,鳞屑细小而薄,皮疹长轴沿肋骨或皮纹方向走行,以躯干及四肢近端为主,病程有自限性,一般在4~8周自愈。通常不复发。

3.扁平苔藓

皮损为稍高起皮面的多角形扁平紫红丘疹,表面有蜡样光泽,可见Wickham纹,鳞屑薄而紧贴,常有剧烈瘙痒,皮肤及黏膜均可发病,组织病理有特异性。

4.毛发红糠疹

损害为毛囊角化丘疹,呈圆锥形,淡红至暗红色,质硬,疹间有正常皮肤形成岛屿状,皮损好发于手指和肘、膝伸侧,掌、跖部常有角化过度。

5.副银屑病

皮损鳞屑较薄,基底炎症轻微,发病部位不定,长期存在,一般无自觉症状,对各种治疗疗效不佳。

6.二期梅毒

二期早发梅毒疹最常见的是玫瑰疹,暗红色丘疹或带有鳞屑性的丘疹,自觉症状轻微,数周后逐渐消退,不留痕迹。梅毒血清学阳性。

7.体癣

皮损为炎症性红色环形或钱币状斑片,边界清楚,略隆起,表面可有细薄鳞屑,真菌镜检多阳性。

8.慢性湿疹

尤小腿的慢性肥厚性银屑病应与之鉴别。皮损肥厚浸润、粗糙、色素沉着,部分呈苔藓化，往往有剧烈的瘙痒。

9.盘状红斑狼疮

尤颜面部的银屑病应与之鉴别。皮损表面覆有灰黄色黏着性鳞屑，鳞屑底面有角质栓，多遗留萎缩性瘢痕。

10.甲癣

银屑病甲损害时需与之鉴别。甲癣多先自游离缘或侧缘发病，甲屑内可查到真菌，多伴有手足癣。

11.连续性肢端皮炎

初发于指、趾两侧，多数是在外伤后诱发，反复起水疱、脓疱、糜烂，自觉灼痛，以后逐渐向外扩展。

12.类风湿关节炎

关节型银屑病需与之鉴别。主要累及手关节的对称性多关节炎，多伴有晨僵，受累关节疼痛、肿胀、功能下降，皮肤可有类风湿结节，病变可累及多个系统，呈持续、反复发作过程，血清类风湿因子多阳性。

## 五、治疗

### (一)一般治疗

由于本病的病因未明，目前尚无良好的预防方法。急性期患者一般不宜饮酒及食用有刺激性的过于辛辣的食物，避免物理性、化学性物质和药物的刺激，防止外伤和滥用药物；注意避免上呼吸道感染及消除感染性病灶；注意消除精神创伤，解除思想顾虑，树立战胜疾病的信心。

### (二)外用药物治疗

外用药以还原剂、角质剥脱剂及细胞抑制剂为主。有煤焦油制剂、卡泊三醇、5%水杨酸软膏、0.1%～0.5%蒽林软膏、0.025%～0.1%维A酸软膏、他扎罗汀等。顽固单个块状皮损亦可用类固醇皮质制剂。

### (三)全身用药

1.维A酸

单独服用或与其他疗法联合应用，常用于脓疱型、红皮病型、顽固性泛发性寻常型银屑病，主要有阿维A酯、阿维A、新体卡松等，常规剂量为每天1 mg/kg。不同类型的银屑病，应采用不同的剂量，脓疱型银屑病，开始剂量要大，每天1～2 mg/kg；红皮病型银屑病每天0.3～0.4 mg/kg，服用时间较长，控制病情后视病情酌情减量。注意定期检查血脂、肝功能。本药可致畸胎，育龄妇女及孕妇忌用。服药期间出现皮肤、口唇干燥等可予对症处理。

2.甲氨蝶呤

甲氨蝶呤适用于脓疱型、关节病型、红皮病型、顽固性泛发性寻常型银屑病，该药主要作用于细胞周期的DNA合成期，抑制细胞核的有丝分裂。可口服、肌内注射或静脉注射。每12小时服2.5～5 mg，在36小时内连服3次，或采用静脉滴注给药，初期每周10 mg，渐增至每周25 mg。若体重大，病情严重，最大量可至每周30 mg。本药可引起肝脏的广泛性纤维化和肝硬化及骨髓抑制，应定期复查血象和肝功能。用药期间不能同服磺胺类、水杨酸类、四环素类等药物，禁止喝酒。有肝肾功能异常、妊娠、严重贫血、白细胞计数减少、活动性消化道出血及活动性感染等疾病时禁用。

3.维生素

维生素A，可每天30万～60万U，分两次肌内注射；维生素C，每天1 g静脉注射，对急性初发、皮损广泛的点滴状银屑病患者疗效较好。其他的还有叶酸、维生素$D_2$、B族维生素、维生素E等。

4.环孢菌素A

用于脓疱型、关节病型以及对常规治疗无效的泛发斑块型银屑病，每天口服5～10 mg/kg，维持量3～5 mg/kg，一般服药后3～7天见效。要注意其肾脏毒性及中枢神经系统毒性。

5.雷公藤总苷

雷公藤总苷适用于脓疱型、关节型及泛发性寻常型银屑病，每次10～20 mg，3次/天，一般2～4周显效，该药可引起肝功能异常、骨髓抑制、生殖系统改变等，毒性作用与治疗有效量接近，从小剂量开始，逐渐加量，用药前及服药过程中应常规检查血常规及肝肾功能，育龄期男女及孕妇慎用。

6.糖皮质激素制剂

一般不主张应用，因该药不良反应大，且在减量或停服后可发生“反跳”现象，加重病情。脓疱型、关节病型和红皮病型在病情危重时可采用。

7.阿普米斯特

阿普米斯特为新型小分子药物，是磷酸二酯酶4(PDE-4)的抑制剂，为银屑病的靶向口服药，用药前不需感染性疾病筛查(如结核、乙肝等)。主要经肝脏代谢，对肝肾功能不全患者友好，常见不良反应为胃肠道反应。目前获批的适应症为中重度斑块状银屑病、银屑病关节炎。治疗剂量从10 mg每天开始，逐渐增加至 30 mg BID，16 周时 PASI75 为 33%。

8.生物制剂

目前进入中国被广泛实用的生物制剂主要有 TNF-α 抑制剂，包括依那西普、英夫利西单抗、阿达木单抗等；IL-12/23 抑制剂，乌司奴单抗；IL-17 抑制剂，司库奇尤单抗、依奇珠单抗等；IL-23抑制剂古塞奇尤单抗等；IL-36 抑制剂，佩索利单抗。目前生物治剂在我国获批的适应症包括中重度斑块状银屑病，传统系统治疗无效、失效或不耐受时可考虑生物制剂治疗。生物制剂应用之前建议常规筛查，包括血相、肝肾功能、结核乙肝、肿瘤标记物、胸片等。一般每6 个月需要重复筛查。应用生物制剂期间需要对患者疗效进行评估，治疗达标并保持稳定 6 个月以上，可减量维持治疗或停药。生物制剂用药的选择：潜伏结核患者尽量不用 TNF-α 抑制剂，心衰患者尽量不用 TNF-α 抑制剂，合并炎症性肠病的患者尽量不用 IL-17 抑制剂。

**（四）物理疗法**

1.紫外线（窄波 UVB、308 nm 准分子激光等）

适用于静止期冬季型病例，照射前先用热水肥皂洗去鳞屑，照射后局部涂煤焦油制剂可提高疗效。多采用隔日疗法，从亚红斑量起始，每两次增加上次剂量的 20%～30%，出现明显红斑反应时，暂停治疗。

2.补骨脂素长波紫外线疗法（PUVA）

适用于关节病型、脓疱型、红皮病型以及寻常型银屑病。口服 8-甲氧基补骨脂素（8-MOP），一般剂量为 0.5～0.6 mg/kg，从最小光毒量起始，每周 3～5 次，每隔两次增加 0.2～0.5 J/cm$^2$，治疗期间及治疗后 24 小时要配戴护目镜，不能同时服用光敏性食物。

**（五）药浴（焦油浴、糠浴、淀粉浴、中药浴等）**

可去除鳞屑，清洁皮肤，改善血液循环和新陈代谢，水浴温度一般 30～35 ℃，以 20～60 分钟为宜，心血管功能不全、严重高血压病、肾病及呼吸系统疾病患者禁用全身浴，年老体弱者慎用。

**（六）中药治疗**

根据临床表现，分为血热型（进行期）、血燥型和血瘀型，进行辨证论治。血热风盛型：相当于寻常型银屑病的进行期。治疗原则以清热凉血去风为主，可用凉血四物汤和消风散加减。血瘀肌肤型：相当于寻常型银屑病的静止期。治疗原则以活血化瘀为主，可用活血逐瘀汤加减。血虚风燥型：相当于寻常型银屑病的消退期，治疗原则上以养血去风为主，可用当归饮子和四物汤加减。

# 第九节　副银屑病

本病病因不清楚。是一组皮疹为斑丘疹、鳞屑性损害、无主观症状、治疗困难的慢性疾病。

## 一、临床表现

根据临床表现，分为点滴型、斑块型、苔藓样型和痘疮样型副银屑病四种类型。

### （一）点滴型副银屑病

皮疹为针头至米粒大小红色斑丘疹或红斑，表面有少许细薄鳞屑，不易刮落，无薄膜现象和点状出血现象。皮损消退后可留暂时性色素减退斑或色素沉着斑，但陆续有新的皮疹发生，可见到新旧不同时期的皮疹。多发于躯干两侧及四肢近端，以屈侧较多。病程慢性，一般经数月或数年左右可自愈。

### （二）斑块型副银屑病

皮损为大小不等的境界清楚的斑片或斑块，轻度浸润，圆形或椭圆形，有时可呈新月形或马蹄形。无薄膜现象和点状出血现象。散在分布于躯干及四肢近端。一般无自觉症状，可有轻到中度瘙痒。中年发病，男多于女。病程慢性，可持续不退。部分患者病情经过长期演变可能发生皮肤 T 细胞淋巴瘤，最常见为蕈样肉芽肿。

### （三）苔藓样型副银屑病

为红色或红褐色针头到粟粒大小，覆有细薄鳞屑的扁平苔藓样丘疹，可呈带状或网状排列。躯干上部、颈部和小腿好发。病程慢性，不易自愈。部分病例可能发展为蕈样肉芽肿。

### （四）痘疮样型副银屑病

较少见，任何年龄均可发病，以青年较多。急性发病，初起为淡红色针头到豌豆大小、圆形、蜡样、有鳞屑的丘疹，不久丘疹中央出现浅表性坏死、结痂，脱落后留轻微瘢痕。不断有新发皮疹出现，同时可见到不同阶段的皮疹。皮损泛发，主要位于躯干、上臂，偶有口腔及外生殖器黏膜损害。一般不影响全身健康，有的可伴乏力、发热、关节疼痛及淋巴结肿大。病程较短，一般 4～6 周，个别患者病程持续数年不愈。

## 二、组织病理

### (一)点滴型副银屑病

局灶性角化不全,棘层轻中度肥厚,伴有表皮嵴的轻度延长以及表皮水肿。

### (二)斑块型副银屑病

表皮可出现基底细胞液化和色素失禁,表皮下出现带状排列的炎性浸润,炎症细胞可进入表皮内,浸润中可出现异形细胞。

### (三)苔藓样型副银屑病

真皮上部偶见有带状浸润,甚至可侵及表皮,类似扁平苔藓,但有角化不全。

### (四)痘疮样型副银屑病

表皮细胞水肿变性,表皮内有水疱形成,可产生表皮坏死。真皮内可见淋巴细胞性血管炎的变化。

## 三、诊断与鉴别诊断

### (一)诊断

中青年患者,慢性病程,有丘疹、红斑,伴有脱屑,无自觉症状,难于诊断为其他皮肤病时,应考虑本病。

### (二)鉴别诊断

本病需与下列疾病相鉴别。

1.银屑病

皮损为边缘清楚的红色斑块,表面有银白色较厚的鳞屑,刮之有薄膜现象及点状出血,伴有瘙痒,容易复发。

2.玫瑰糠疹

好发于躯干及四肢近端,皮损为多数椭圆形小斑片,其长轴沿肋骨及皮纹方向排列,鳞屑细小而薄,有不同程度瘙痒,一般在4～8周自愈,通常不复发。

3.扁平苔藓

皮损为紫红色多角形扁平丘疹,密集成片状或带状,表面有蜡样光泽,可见网状纹理,鳞屑薄而紧贴,皮肤及黏膜均可累及,常有剧痒。组织病理可见真皮浅层淋巴细胞呈带状浸润。

4.蕈样肉芽肿浸润期

皮损为散在的红斑鳞屑性斑块,浸润显著,皮损颜色多变,伴有明显瘙痒,常伴有消瘦、乏力及内脏损害。组织病理示亲表皮现象，表皮内可出现 Pautrier 微脓疡。真皮上部淋巴细胞常呈带状或弥漫分布，可见异型性细胞。

5.血管萎缩性皮肤异色症

好发于颈、胸及四肢，为局限性损害，皮肤有明显萎缩、毛细血管扩张和散在的色素沉着或色素减退斑片。

6.丘疹坏死性结核疹

皮损好发于四肢两侧，为绿豆至豌豆大丘疹、脓疱，鲜红或暗红色，部分中心坏死，覆暗褐色痂皮，痂下为浅溃疡，愈后留疤痕。好侵犯青年。结核菌素试验阳性。

## 四、治疗

本病治疗效果不佳。

### (一)内用药治疗

(1)维生素 $D_2$ 口服，每天 2.5 万 U，连续 2～4 个月，适用于点滴型和斑块型副银屑病。

(2)维生素 E、B 族维生素、烟酸及维生素 C 口服。

(3)抗组胺药口服。

(4)痘疮样型副银屑病病情严重者可服用小剂量类固醇皮质激素。

(5)雷公藤总苷口服。

(6)氨苯砜 50 mg，每天 2 次。对痘疮样型副银屑病有效。

(7)甲氨蝶呤 2.5 mg，每 12 小时一次，每周连服三次。

(8)四环素和红霉素可用于痘疮样型副银屑病，四环素可用于苔藓样型副银屑病。

(9)中药内服。

### (二)外用药治疗

局部外用糖皮质激素，或各种角化促成剂。

### (三)物理疗法

光化学疗法(PUVA)与紫外线照射、境界线及浅层 X 线、沐浴疗法。

## 五、随访

斑块型副银屑病需长期随诊，定期做皮肤病理组织学检查。

# 第十节 红 皮 病

红皮病又称剥脱性皮炎，泛指全身皮肤潮红、脱屑的一种严重的炎症性皮肤病。红皮病是一个形态学的诊断，它可由不同的皮肤疾病引起，病程可长可短。

## 一、病因

引起红皮病的原因很复杂，可能的发病原因包括：①药物过敏，主要有磺胺类、抗生素、抗疟药、重金属（砷、金、汞等）、某些中药制剂等。②某些炎症性皮肤病，如银屑病、湿疹、脂溢性皮炎、遗传过敏性皮炎、接触性皮炎、毛发红糠疹等因本身疾病加重、治疗不及时或因处理不当可发展成红皮病。③伴发于恶性肿瘤，主要为淋巴网状内皮系统恶性肿瘤，包括蕈样肉芽肿、霍奇金病、白血病等。④部分病例找不到明显诱发因素，即所谓的原发性红皮病。

## 二、临床表现

### （一）皮肤黏膜的表现

以全身90%以上的皮肤弥漫性潮红、浸润、肿胀、脱屑为特征，常伴有发热等全身症状。急性期皮肤鲜红色、水肿渗出较为明显，皱褶部位显著。亚急性期和慢性期皮肤深暗红色，以浸润为主，脱屑较著。鳞屑可呈糠状或大片状，特别在掌、跖部位，鳞屑大片脱落，如手套、袜子状。黏膜部位如口腔黏膜、眼结合膜、角膜、外阴、肛门等可出现肿胀、充血、糜烂，容易继发感染。

数周后可有毛发脱落。指（趾）甲可有萎缩、增厚混浊，甲板可有凹陷、纵嵴和反翘等，亦可引起甲脱落。

### （二）内脏损害

多数患者有淋巴结肿大，以腋淋巴结、腹股沟淋巴结和颈部淋巴结肿大最为常见。当淋巴结肿大特别明显，或不对称时，提示网状内皮系统肿瘤引起红皮病的可能。部分患者肝和/或脾肿大，以药物过敏及淋巴网状系统肿瘤引起者最为常见。肾损害可引起蛋白尿、血尿，药物引起者可致急性肾功能衰竭。可发生心率增快、心律失常和心力衰竭，出现颈静脉压增高，下肢可凹性水肿。红皮病肠病时肠内菌群失调，可发生脂肪痢。

（三）代谢紊乱

由于患者大量脱屑及肠道的吸收障碍，可出现低蛋白血症。皮肤屏障功能破坏，引起失水、低血容量、低血钠、低血氯等变化。皮肤调节体温功能受到影响，出现低体温状态，寒战、发热和低体温可交替出现。

## 三、诊断与鉴别诊断

根据全身皮肤潮红脱屑的临床特点，红皮病的诊断是不困难的，主要是要通过详细询问病史、全面系统地进行体格检查，找到原发病的线索，对部分原因不明者要长期随访观察。

## 四、治疗

（一）病因治疗

病因明确者要治疗原发疾病。药物引起者要停用一切可疑药物，按药疹处理，可予泼尼松 40～60 mg/d（或相当剂量的糖皮质激素），症状控制后再逐渐递减激素剂量，大多需要维持一段时间，维持量的大小视病情而定；若银屑病引起者，可采用维 A 酸制剂（阿维 A、阿维 A 酯或新体卡松）或 MTX；若肿瘤引起者，根据肿瘤情况采用手术疗法、化疗或放射治疗。湿疹、皮炎等引起者，可选用抗组胺类药物，若病情危急时也可采用类固醇皮质治疗。

（二）对症治疗

外用药以止痒、消炎、安抚为原则。急性期外用药宜缓和，无刺激性；继发细菌感染时，可外用抗生素软膏；瘙痒剧烈、鳞屑显著时可行矿泉浴、淀粉浴等。

（三）并发症治疗

对继发感染应查明原因，并积极有力地选用抗生素或相关药物，尽快控制感染。

（四）支持疗法

及时补充营养，包括高蛋白、多种维生素饮食，维持水和电解质平衡以及精心的皮肤护理等。

（五）其他治疗

中医药治疗。

## 第十一节　鳞状毛囊角化病

病因不明，该病可能与鱼鳞病属同类疾病。

### 一、临床表现

好发于青壮年，无性别差异。皮损常对称分布于腹、腰、臀、股外侧、胸及腋窝附近等处。无黏膜受累。皮损为圆形的片状鳞屑，淡灰色或污褐色，境界明显，在鳞屑中具有一与毛囊相一致的黑点，鳞屑薄，中央贴于皮肤，边缘游离，脱落后可再生。无自觉症状或有轻度瘙痒。病程缓慢，冬季加重而夏季减轻。

### 二、诊断与鉴别诊断

#### （一）诊断

根据好发年龄、好发部位及皮疹特点等进行诊断。

#### （二）鉴别诊断

需与以下疾病鉴别。

1.鱼鳞病

往往在幼年开始发病，为圆形或多角形鳞屑，呈鱼鳞样，好发于小腿伸侧。

2.副银屑病

初起为单个或数个红色，有少许鳞屑的斑块，皮损大小不等，境界清楚，轻度浸润，圆形或椭圆形，中央无黑点，周围无色素减退晕。散在分布于躯干及四肢近端。

3.花斑癣

皮疹为褐色或淡色斑，中央无黑点；损害多发生于胸、背等处；在鳞屑中可查到真菌。

### 三、治疗

尚无特效疗法。可外用角质松解剂，如0.1％维A酸软膏或10％～20％尿素软膏，改善症状，减轻瘙痒和干燥，或口服维生素A、维生素D、维生素E等。

#### （一）全身治疗

维生素A 2.5万～5万U，每天3次，口服；维生素E 0.2～0.4 g，每天2～

3次，口服。

**（二）局部治疗**

外用0.1%维A酸软膏、10%尿素软膏等。

**（三）物理治疗**

紫外线照射。

**（四）中药治疗**

以养血润燥为治则，可选用养血润肤饮。

# 第七章

# 皮肤病的中医诊疗

## 第一节 斑　　秃

斑秃是一种头部毛发突然发生斑块状脱落的慢性疾病，中医学称油风，俗称“鬼剃头”。其特点是脱发区皮肤变薄，感觉正常，无自觉症状。

### 一、病因病机

(1)过食辛辣炙煿，醇甘厚味，或情志抑郁化火，损阴耗血，血热生风，风热上窜巅顶，毛发失于阴血濡养而突然脱落。

(2)跌扑损伤，瘀血阻络，血不畅达，清窍失养，发脱不生。

(3)久病致气血两虚，肝肾不足，精不化血，血不养发，肌腠失润，发无生长之源，毛根空虚而发落成片。

### 二、辨证施治

#### (一)血虚风燥型

脱发时间短，轻度瘙痒，伴头昏失眠，舌淡红，苔薄白，脉细数。治宜养血祛风。方用神应养真丹加减或养血生发胶囊等。

#### (二)气滞血瘀型

病程较长或伴有头痛、胸胁疼痛，病变处或有外伤血肿史，夜难安眠，舌尖有瘀血或者瘀点，脉沉弦或者细涩。治宜理气活血。方用逍遥散合通窍活血汤加减或者血府逐瘀口服液。

#### (三)肝肾不足型

病程日久，甚至全秃或者普秃，伴头昏，耳鸣，失眠，目眩，腰膝酸软，舌质淡红或红，苔花剥或少苔，脉细或沉细。治宜补肝益肾。方用七宝美髯丹加减或六味地黄丸。

**（四）湿热蕴阻型**

平素头发油腻，瘙痒，头皮多。可伴有胸闷、四肢沉重，口苦发黏，食欲欠佳，大便秘结，小便黄赤，舌质红，苔黄腻，脉弦滑。治宜清利湿热。方用龙胆泻肝汤（丸）加减。

**（五）心脾两虚型**

脱发病程长，多见于久病之后，或素体虚弱，或妇女产后体弱者。可伴有心悸失眠，眩晕健忘，面色无华，神疲乏力，食欲欠佳，腹胀便溏。妇女月经量少、色淡，淋漓不尽，舌淡嫩，苔白或白滑，脉细弱。方用归脾汤（丸）、养心汤、天王补心汤（丹）加减。

## 三、方剂研究

《医林改错》中通窍活血汤所治之症目曰："伤寒、温病后头发脱落，各医书皆言伤血，不知皮里肉外，血瘀阴塞血路，新血不能养发，故发脱落。无病脱发，亦是血瘀。用药三付，发不脱，十付必长新发。"

《徐评外科正宗校注》油风第九十一曰："油风，乃血虚不能随气荣养肌肤，故毛发根空，脱落成片，皮肤光亮痒如虫行，此句徐密点，批曰：此症必有虫，当用涂药"。

中医认为气为血之帅，血为气之母，发为血之余。故在金元四大家李杲《内外伤辩惑论》中写道，当归补血汤由黄芪、当归两味药组成，具有补气生血的功效。

有学者认为：微循环灌注在毛发的生长和再生长过程中起着重要作用，头皮毛囊位于皮下组织上部，其下 1/3 被丰富血管包绕，毛发的生长与再生长依赖于毛囊足够的营养供血。斑秃皮损区的血流量明显减少，直接导致患部毛细血管持久性收缩以至于毛乳头供血障碍，丢失营养而脱落。头皮病理检查早期可见生长发育不良的毛发，毛囊下端由淋巴细胞类浸润。晚期可见毛囊的体积大大缩小，并向上移至真皮部，通常其中不会有毛发，真皮乳头下的结缔组织呈血管周围变性，全秃和普秃者毛囊破坏严重。

由此证实了斑秃皮损区血流量明显减少，得出斑秃与头皮血管微循环障相关的结论。学者联想到可以运用补气生血、活血化瘀的方法治疗斑秃，于是将通窍活血汤转换成酊剂，外涂患处来进行治疗。因药物材质不同，浸泡顺序、泡制方法也不相同，故学者经过多年研究，根据疗效多次将药味加减变化，最终研究出了用通窍生发酊治疗斑秃的一套完整方案。通窍生发酊适用于各种原因引起的脱发，止脱、生发效果好。

通窍生发酊成分：麝香、赤芍、川芎、生姜、徐长卿、当归、黄芪、桃仁、红花、老葱、大枣、白酒等。

适用范围：由于精神过度紧张、机体过度劳累引起的斑秃、产后脱发、脂溢性脱发等。

刮痧促进疗效：为了增强疗效，可以进行头皮刮痧，刺激头部经络穴位，改善头皮血液循环，进药物的吸收和利用。刮痧操作方法：在脱发区喷适量通窍生发酊，用手指腹按摩 2～3 分钟，用消毒后的刮痧板与头皮形成 45°，朝一个方向刮至头皮微红，不破皮为度，直至药物完全吸收。每天 3 次。

治疗斑秃时以外用药为主，内服药为辅。轻症斑秃用通窍生发酊配合刮痧即可，重症斑秃用通窍生发酊、刮痧配合内服药。

通窍生发酊配合头皮刮痧具有以下三个特点：①药物直接作用于病灶，见效快，疗效好。针对精神紧张、机体劳累、生活压力大、产后等因素引起的斑秃，15 天左右能达到止脱效果，35 天左右长出 30%～50%的小绒毛，60 天左右 80%～100%小绒毛覆盖脱发区，90 天左右头发恢复正常。脂溢性脱发使用 15 天左右能看到头发脱落数量明显减少。②药物安全性较高。使用药物均为无明显毒副作用的中药材，溶剂是可以口服的纯粮酿造白酒。对于肠胃、肝肾的损伤小，且无痛、不损伤皮肤，绿色安全。③操作简单，费用低廉，患者接受度高。

风险防范措施及处理：①了解患者过敏史，对于酒精或者通窍生发酊成分过敏者禁止使用，用药前在患者耳后做过敏试验。②药瓶外包装明显提示“外用药严禁口服”，孕妇禁用，皮肤破损者禁用。③规范操作：避免将药液喷入眼睛。若有不慎，立即用清水冲洗。④皮肤出现红、肿、痒、痛，应立即停药，外用皮炎平软膏，口服抗过敏药物。若出现小水泡，停药，外用京万红软膏，2 天左右自然吸收。若出现大水泡，停药，皮肤消毒用无菌针管抽出液体，用纱布包扎，口服抗过敏药物。

## 第二节　黄　褐　斑

黄褐斑是由于皮肤黑色素的增加而形成的一种常见面部呈褐色或黑色素沉着性、损容性的皮肤病。黄褐斑在部分地区人群自然患病率达 9.7%，女性患者与男性患者之比约为9：1，成年女性中更高达28.2%，尤其在育龄女性中患病较多。黄褐斑民间俗称“肝斑”“黑斑”“蝴蝶斑”。同时本病多发于孕妇或月经不调的妇女。又称“妊娠斑”，属于中医学的“黧黑斑”“皯䵟”“黑皯”“面尘”的范畴。

## 一、病因病机

中医对黄褐斑的记载，早在《灵枢·经脉》中就有外邪侵犯少阳经脉，可令“口苦”“甚则面微有尘”；侵犯足厥阴经脉，也可得“面尘”之说。《诸病源候论·面黑皯候》从脏腑、气血、痰湿、外邪等方面论述了黄褐斑的病因，认为“面黑皯者，或脏腑有痰饮，或皮肤受风邪，皆令气血不调，致生黑皯。五脏六腑十二经血，皆上于面。夫血之行俱荣表里，人或痰饮渍脏，或腠理受风，至气血不和，或涩或浊，不能荣于皮肤，故生黑皯”，此由风邪犯于皮肤，痰饮渍于脏腑，故发生“皯”“䵟”。宋代赵佶《圣济总录·面体门·面皯䵟》曾记载皯䵟的临床特征：“论曰皯䵟之状，点如乌麻，斑如雀卵，稀则棋布，密则不可容针。”《外科正宗·卷四》中指出：“黧黑斑者，水亏不能制火，血弱不能华肉，以致火燥结成斑黑，色枯不泽。”《医宗金鉴·外科心法要诀》又说：“忧思抑郁，血弱不华，火燥结滞而生于面上，妇女多有之。”《外科证治全书》认为本病“由忧思抑郁，血弱不华”而致。

本病与肝、脾、肾三脏关系密切，肝郁、脾湿、肾虚为发病之因，气血瘀滞、络脉不通、颜面失于濡养为病机。证多虚实夹杂，但其总的病因病机是血虚、血瘀。

### (一)肝气郁结，气滞血瘀

七情不调，心烦急躁，忧思抑郁，肝失调达则导致肝气郁结。肝气郁结则会损耗阴血，郁而化热，肝火上炎，血热不能华面而致该病。气结气滞则血运不畅，导致气滞血瘀。血淤积于面部而生成“黧黑斑”，故中医有“有斑必有瘀，无瘀不成斑”之说。

### (二)肝肾不足，阴虚火旺

肝肾阴虚，则冲任不调，体弱多病，瘦人多虚火，阴虚火旺致阴精更亏，脉络空虚，肌肤失养；肾气不足，肾水不能上承于面而面无光华；虚火上炎，燥热内结，熏肤蒸肌则颜面干燥失养而生“面尘”。

### (三)脾胃虚弱，气血不足

脾胃乃谷物之仓，后天之本。胃气不足则纳少不化，不能营造气血。气血两虚，肌肤失养。脾虚失健运，失去统摄之权，则运化不利，不能升清降浊，水湿内停，浊气上犯，蕴结肌肤而生褐斑。

**（四）排泄不畅，废浊内积**

二便与月事通畅，则清阳出上窍，浊阴出下窍，升降出入正常才能神清气朗，颜面滋润。否则清气不升，废物不出则精微难生，废浊内积，停于面部而生污秽之黧黑斑。

## 二、临床表现

黄褐斑男女均可发生，以青中年妇女为常见，常见于妊娠期和服用雌激素时，也可发生于口服避孕药或绝经期激素替代疗法（HRT）以及其他内分泌紊乱时。呈对称性淡褐色或黑色，色斑形状不一，多分布于面颊部，其他依次为口周、前额、鼻侧、下颌角、眉弓、颞部，个别患者可波及整个面部。有时可互相融合，呈现蝴蝶形或不规则形，边缘清楚，光滑无鳞屑，亦无痛痒等自觉症状。病程缓慢，皮肤受紫外线照晒后颜色加深，常在春夏季加重，秋冬季则减轻。一般无自觉症状及全身不适。临床尚未见有相关并发症报道。

## 三、实验室和其他辅助检查

目前尚无特异性相关理化检查。

组织病理：表皮中色素过度沉着，真皮中噬黑素细胞常有较多的色素。光镜及组化（dopa 染色）证明黑色素细胞数目、黑色素形成以及黑色素颗粒向角朊细胞及噬黑素细胞转移的活性皆有增加。有时，在血管和毛囊周围可有少数淋巴细胞浸润。

## 四、诊断要点

**（一）诊断标准**

诊断标准如下：①面部皮损为黑斑，平于皮肤，色如尘垢，淡褐或淡黑，无痒痛；②常发生在额、眉、颊、鼻背、唇等颜面部；③多见于女子，起病有慢性过程。

**（二）证候分类**

1.气滞血瘀

颜面出现黄褐色斑片，急躁易怒，胸胁胀痛，舌质黯，苔薄白，脉沉细。

2.肝肾阴虚

面部黄斑褐黑，伴腰膝酸软，怠倦无力，身体羸瘦，舌红，少苔，脉沉细。

**（三）临床诊断要点**

（1）面部淡褐色至深褐色、界限清楚的斑块，大小不定，形状不规则，通常对称性分布。

(2)无明显自觉症状。

(3)主要发生于青春期后,女性多发,男性亦可见。

(4)病情有一定季节性,夏重冬轻。

(5)排除其他疾病引起的色素沉着。

(6)色素沉着区域的平均光密度值大于自身面部平均光密度值的20%以上。

(7)日晒后易加重。

**五、鉴别诊断**

**(一)雀斑**

针帽至米粒大小黄褐色至淡黑斑点,无自觉症状,好发于面部,偶尔也见于颈、肩、手背等其他处,青少年好发,可能与遗传有关。

**(二)Riehl 黑变病**

片状色素沉着,轻度角化和细薄鳞屑似撒了一层面粉一样,无自觉症状,好发于前额、颧部、耳前、耳后以及颈侧,面部中央色淡,病因不明,与日晒关系不太明显。

**(三)色素性化妆品皮炎**

边缘清楚、淡褐色或深黑色片状或网状色素沉着,可同时伴皮炎表现,好发于面部及面部以外的化妆部位,病因与长期使用化妆品有关。

**(四)褐黄病**

青蓝和褐色色素沉着斑及黑色斑,伴有骨关节炎,好发于面部、手指、腋窝、生殖器区,一般认为属常染色体隐性遗传,与日晒无关。

**(五)Addison 病**

弥漫性青黑色或棕褐色斑片,除面部等暴露部位外,受压迫摩擦的四肢屈侧面、掌趾皮纹处亦可见明显色素沉着,有全身症状如乏力、体重减轻与血压降低等。

色素沉着还包括很多种皮肤病,除上述以外,还应与常见的褐青痣、恶性雀斑样痣、眼周过度色素沉着症、老年雀斑样痣以及色素沉着息肉综合征、苔藓样中毒性黑皮炎、Civatte 皮肤异色病等皮肤病鉴别,有时一个患者可以同时患有两种皮肤病,诊断时不能混淆,疗法亦不同。

## 六、治疗

中医对黄褐斑的辨证，多从肝、脾、肾三脏入手，其他亦有从气血、痰瘀等方面入手辨证，虽角度不同，但实质相似，皆以血瘀为标，脏腑功能失调为本。治疗上，无论辨证分型或单方验方均获得一定疗效。中医药治疗黄褐斑在外治法方面发展较快，中药外敷、面膜倒模、$CO_2$激光烧灼、火针、耳针、刮痧等疗法都取得了一定的疗效。

### (一)内治法

1.辨证治疗

当以去其因，散其滞，消其斑为目标；以实则去之，虚则补之为治则；以疏肝解郁，养血活血为大法，辅以各证灵活化裁，或健脾益气，或燥湿化痰，或清热利湿等，辨证施治。

(1)肝郁气滞。

证候特点：症见面部浅褐色或深褐色斑片，边界清楚，分布于面颊、眼周，月经不调，乳房作胀，舌质红，苔薄白，脉弦。

治法：疏肝解郁，活血消斑。

推荐方剂：柴胡疏肝散加减。

基本处方：柴胡、当归、白芍各 10 g，丹参、香附、郁金、黄芩各 9 g，甘草 5 g。每天 1 剂，水煎服。

加减法：若大便干燥，加大黄 6 g(后下)以通腑；腹部胀痛，加川朴 12 g 以除胀；口苦心烦，加栀子 15 g 以清热除烦。

(2)气滞血瘀。

证候特点：面部皮肤多呈深褐色斑片，边缘清楚，月经不调，经潮前乳房胀痛，经行腹痛，舌质黯或有瘀点，苔少，脉弦或细涩。

治法：疏肝理气，活血化瘀。

推荐方剂：柴胡疏肝散、桃红四物汤合方加减。

基本处方：柴胡 6 g，赤芍 9 g，白芍 9 g，当归 9 g，川芎 6 g，茯苓 9 g，枳壳5 g，桃仁 9 g，红花 6 g，白僵蚕 9 g，细辛 3 g，菊花 15 g，甘草 4 g。每天 1 剂，水煎服。

加减法：气虚加党参 15 g 以补中益气；失眠或夜卧不宁，加酸枣仁 15 g 以养心安神。

(3)脾虚血弱。

证候特点：面部淡褐色斑片如尘土，或灰褐色，边界不清，分布于前额、口周，神疲体倦，食少纳呆，脘冷腹胀，舌质淡，苔白腻，脉沉细。

治法：健脾益气，养血化斑。

代表方剂：香砂六君子汤加减。

基本处方：党参 20 g，炒白术、茯苓、陈皮、广木香、砂仁（后下）各 9 g，炙黄芪 15 g，干姜、川芎各 10 g，甘草 5 g。每天 1 剂，水煎服。

加减法：若肢冷便溏者，去丹参，加炮姜炭 9 g 以温补脾阳；面浮肿，痰多者，加白芥子、浙贝母 9 g 以祛风化痰消肿；口腻食不知味者，加藿香、苍术各 9 g 以芳香燥湿，健运脾胃。

（4）肾阴亏虚。

证候特点：面部皮肤呈现黑褐色斑片，大小不等，边缘清楚，分布对称，月经不调、量少，腰酸，舌质红，苔干或少苔，脉沉细。

治法：滋阴补肾，祛风化斑。

推荐方剂：六味地黄丸加减。

基本处方：山茱萸 12 g，熟地黄 24 g，山药 12 g，牡丹皮 9 g，茯苓 9 g，白芍 12 g，当归 12 g，丹参 12 g，白僵蚕 9 g，旱莲草 9 g，益母草 10 g，甘草 6 g。每天 1 剂，水煎服。

加减法：如腰酸腰疼，加杜仲、菟丝子各 15 g；夜尿频加益智仁、芡实、桑螵蛸各 12 g 以缩尿止遗。

2. 中成药

（1）六味地黄丸：主治肝肾阴虚。每次 6 g，早晚各 1 次。

（2）知柏八味丸：主治阴虚火旺。每次 6 g，早晚各 1 次。

（3）二至丸：主治肝肾阴虚。每次 1 丸，日服 2 次。

（4）参苓白术丸：适于脾胃虚弱。每服 6～9 g，日 2～3 次。

（5）逍遥丸：主治肝郁气滞。每次 6 g，早晚各 1 次。

（6）归脾丸：适于心脾两虚。空腹服用，每次 1 丸，日服 3 次。

（7）益母草膏：适于血瘀血虚。每次 20 mL，日服 3 次。

（8）香砂六君子丸：适于脾胃虚弱，寒湿滞于中焦。每次 1 丸，日服 3 次。

**（二）外治法**

1. 针灸

（1）主穴根据色素沉着部位不同，脸部颧颊区取颧髎、四白、颊车穴，前额区取上星、阳白穴，鼻梁区取印堂、迎香穴，上唇取禾髎、人中穴，下颌取承浆穴，并于色素深处取阿是穴针刺。配穴：肝脾不和者选三阴交、足三里、肝俞、脾俞；劳伤脾土者选足三里、中脘、三阴交；肾水不足者选肾俞、三阴交、太溪；肝郁者选内关、太冲；均用平补平泻法，中度刺激，留针 20 分钟。

(2)灸足三里、气海、关元以益气养血固本，适于虚证患者。可悬灸或隔姜灸，每次 20 分钟，每天 1～2 次。

2.穴位注射

(1)取肺俞、心俞、肝俞、脾俞、手三里、足三里、肾俞穴。每次取 2 穴，交替使用。气虚用人参多糖注射液 4 mL，血虚用 5%当归注射液 4 mL，血瘀用复方丹参注射液 4 mL，每穴 0.5～1.0 mL(双侧)，垂直刺入注射，每周 2 次。

(2)取迎香、四白、下关、颊车、合谷为主穴，用强刺激，根据患者全身情况选用配穴，肝郁配内关和太冲，用泻法。脾胃虚弱配足三里、公孙，用强刺激；气血虚配足三里，灸气海；脾胃虚兼气血两虚者，在针刺 5 次后，取同样穴位，注射维生素 $B_{12}$ 进行治疗。

(3)背部取足太阳经脉的肾俞(双)、肝俞(双)，任脉的气海为主穴，进针后行平补平泻法，随之在针柄上穿置一段长 1～3 cm 的艾条，施灸 5～10 分钟；在面部按经络走行方向于双侧迎香穴针刺为配穴，待针下得气后留针 10～30 分钟，并在黄褐斑中艾炷灸 3～7 壮(无瘢痕灸)，每天针灸 1 次，7 天为 1 个疗程，休息 1～3 天，继续下 1 个疗程。

3.穴位敷贴

选用黄芪、当归、川芎、白芍、防风、白附子等药研细末混匀备用(称祛斑增白粉)。另用肉桂、大黄、冰片分别研细配用。施灸前循经按摩，疏通经络，然后常规消毒神阙穴，气滞血瘀者取祛斑增白粉 5～10 g，冰片 0.3～0.5 g，温开水调匀做成药饼填于脐中，上置蚕豆大艾炷点燃，燃烧至患者感局部发烫时除去，每次灸 3 壮。肠胃积热者用祛斑粉加大黄粉 2 g，脾胃两虚者用祛斑粉加炮姜粉 2 g。灸毕用塑料薄膜覆盖固定，24 小时后取下。

4.穴位埋线

取穴曲池、合谷、足三里、三阴交、肺俞、肾俞，均取单侧。具体操作方法：选用埋线一次性灭菌器具，将医用羊肠线取出，以备用的生理盐水浸泡(时间不宜过长，否则羊肠线将软化，很难埋入穴内)，采用一次性医用埋线针，将羊肠线插入针头内待用，取穴后常规消毒，左手绷紧周边皮肤，垂直或斜刺入穴位，以针芯推动肠线，将线埋在皮肤与肌肉之间为宜，一般为 1.5～2.0 cm，稍做提插，待气至。出针后，用消毒干棉球按压针孔片刻以防出血，并外用医用输液贴覆盖，2 天后去掉敷贴即可。2 天内埋线区不要沾水，以防感染，穴位埋线 10 天 1 次，

2次为1个疗程，近侧、对侧穴位交替进行。

5.耳针

(1)耳针主穴取内分泌、皮质下、肺、心、肝、肾，月经不调加子宫、卵巢。常规消毒，用28号5分针轻刺透皮肤，以不穿透软骨膜为度，留针30分钟，每5分钟行针1次。患处常规消毒后，均匀涂抹维生素E，用梅花针自上至下轻轻叩打，使皮肤潮红为度。2天1次，15次为1个疗程，疗程间隔1周。

(2)用耳针加耳穴贴压治疗：主穴用面颊区、肺、内分泌、盆腔、内生殖器，配穴在肝、脾、肾、膈、皮质下等选用。在选好的穴区内找敏感点，用0.5寸30号针快速刺入软骨膜，得气后留针30分钟，另一耳则在相同位置贴压王不留行籽。隔天治疗1次，两耳交替进行。

(3)用耳穴埋针治疗面部色素斑：主穴包括子宫、神门、内分泌、肺。配穴包括心、肝、脾、肾上腺，面部色素相应穴。每次选4～6个穴位，耳针快速刺入，用胶布固定，每次按压3～5分钟，每天3～5次，两耳交替使用，1～2天1次，1个月为1个疗程。

6.刮痧

主穴选太阳、印堂、迎香、颧髎、承泣、四白、承浆、大迎、颊车及黄褐斑。常规先清洁皮肤，再均匀涂抹润肤乳，按照额头、眼周、面颊、口周、鼻部、下颌的顺序，用刮痧板依次从面部中间向两侧沿肌肉纹理走向或顺应骨骼形态单方向刮拭。按揉刮拭过程均以补法开始，逐渐过渡到平补平泻法，在色斑、痛点处采用压力大速度慢的手法。整个过程刮拭速度缓慢柔和，按压力均匀平稳，刮至皮肤轻微发热或皮肤潮红即可，不要求出痧。每周2次，4周为1个疗程。

7.外敷法

古代常以日常生活中随手可及的食物作为基质，如：鸡蛋清(白)、乳汁(人乳、羊乳、牛乳)、植物油(菜油、麻油)、动物脂肪(猪脂、牛脂、白羊脂)及蛋白质类、白蜜、浆水、蜂蜡、白蜡、米醋、酒等。外洗治疗时，常运用猪脂调和诸药，外洗患处。外敷时，常用水酒或猪脂调和诸药，极微火熬至成膏状，睡前敷于面部起斑处，次日洗去。亦可制为丸剂，用时以鸡子白或猪脂调和。又如白附子、杏仁等种子类药物或丹砂、雄黄等矿石类药物，研为粉剂，以鸡子白或白蜜调和。

(1)白及、白芷、白附子各6 g，白蔹、白丁香各4 g，当归6 g。共研极细末，加蛋白或白蜜调膏，睡前涂患处，晨起洗净。

(2)白附子、白芷、滑石各250 g，共研细末，早晚洗面搽患处。

(3)大风子、杏仁、核桃仁、红粉、樟脑各30 g，先将三仁同捣极细，再加红粉、樟脑，一同研细如泥。若太干，加麻油少许调匀，每天搽擦1次（先涂小片，观察有无变态反应）。

(4)紫草30 g，茜草、白芷、赤芍、苏木、南红花、（对）厚朴、丝瓜络、木通各20 g，水煎湿洗湿敷。

(5)白附子、青木香、丁香、商陆根、密陀僧各30 g，牙皂、细辛各90 g，用酒2 000 mL煎至1 000 mL，去渣。加入酥油500 g于酒中，煎至1 000 mL成膏，夜涂面上，次晨湿水洗去。

(6)鸡子3枚，丁香30 g，胡粉（细研）30 g，上三味先以醋1 000 mL浸7天后，取鸡子白调香粉，令匀，以浆水洗面，敷之。

(7)益母草灰1 000 mL，以醋和为团，以炭火煅七次后，入乳钵中研细。用蜜和匀，入盒中，每至临卧时，以牛乳和涂之，人乳亦可。

8.中药倒模疗法

将按摩中药及石膏或面膜有机地结合起来，使药物直接作用于皮肤，通过摩、揉、搓、按、叩、梳等按摩手法（以皮损部位为主，在睛明、四白、承泣、太阳、丝竹空、攒竹、印堂、颧髎、颊车等面部常用美容穴位，施以按压及揉摩等手法），疏通经络，消散瘀滞，调和血脉，并借助石膏在凝固过程中产生的释热和冷却效应，加速药物的渗透、吸收，是用以治疗黄褐斑的一种方法，但一般疗程较长，若酌情配以中药内服，以调整脏腑功能，则可缩短疗程，提高疗效。

## 第三节　湿　　疹

湿疹是由多种内外因素引起的一种具有明显渗出倾向的炎症性皮肤病，常伴剧烈瘙痒，急性期以丘疱疹为主，有渗出倾向，慢性期以苔藓样变为主，易反复发作。本病是皮肤科常见病，我国一般人群患病率约为7.5%。湿疹患病率有逐年增高的趋势，病情的程度也有越来越严重的倾向，对患者的身心健康造成很大影响，导致社会医疗费用的负担逐年增加。

中医依据湿疹的皮损特点、发病部位而有不同的命名。若泛发全身，浸淫遍体者，称“浸淫疮”；以身起红粟，瘙痒出血为主者，称“血风疮”或“粟疮”；发于耳部者，称“旋耳疮”；发于乳头者，称“乳头风”；发于手部者，称“鹅掌风”；发于脐部者，称“脐疮”；发于阴囊者，称“肾囊风”或“绣球风”。现统称为湿疹。

## 一、病因病机

### （一）病因

本病的发生，总由禀赋不耐，风、湿、热邪阻滞肌肤所致。饮食失节，或过食辛辣刺激荤腥动风之物，或外受风、湿、热邪为本病的常见诱因。

### （二）病机

先天禀赋不耐，易受外界风湿热邪侵袭，饮食不节，损伤脾胃，脾失健运，湿从内生，蕴久化热，郁于血分，充于腠理，外发肌肤而发病。湿热久羁，耗伤阴血，血虚化燥生风而致肌肤失养，干燥肥厚粗糙。急性期，以湿热为主，常夹有风邪；亚急性期多脾虚湿蕴，郁而化热；慢性期，血虚风燥，余邪未清。

## 二、临床表现

### （一）急性湿疹

1.症状和体征

急性湿疹可发生于体表任何部位，多对称分布，常见于头面，耳后，四肢远端，手、足暴露部位及阴囊，外阴，肛门等处。自觉瘙痒剧烈。皮疹为多数密集的粟粒大小的丘疹、丘疱疹或小水疱，基底潮红。由于搔抓，丘疹、疱疹或水疱顶端被搔破后呈明显点状渗出及小糜烂面，浆液不断渗出，病变中心往往较重，而逐渐向周围蔓延，外围又有散在丘疹、丘疱疹，故境界不清。

2.并发症

当合并感染时，则炎症可更明显，并形成脓疱，脓液渗出结黄绿色或污褐色痂。还可合并毛囊炎、疖、局部淋巴结炎等。

### （二）亚急性湿疹

当急性湿疹炎症减轻之后，或急性期未及时得到适当处理，拖延时间较久而发生亚急性湿疹。

皮损以小丘疹、鳞屑和结痂为主，仅有少数丘疱疹或小水疱及糜烂，亦可有轻度浸润，自觉仍有剧烈瘙痒。

### （三）慢性湿疹

可因急性、亚急性湿疹反复发作不愈，而转为慢性湿疹亦可一开始即呈现慢性炎症表现为患部皮肤增厚、浸润，棕红色或带灰色，色素沉着，表面粗糙，覆以少许糠秕样鳞屑或因抓破而结痂，个别有不同程度的苔藓样变，局限性，边缘较清楚外围亦可有丘疹、丘疱疹散在，当急性发作时可有明显渗出。自觉症状亦有明显的瘙痒，常呈阵发性。在手掌、手指、足跖、足跟及关节等处，因皮肤失去正常弹性加，上活动较多，可产生破裂而致皮损部有疼痛感。慢性湿疹病程不定，易复发，经久不前。

**(四)特定部位湿疹**

湿疹由于发生的部位不同，表现亦有不同。

1.耳部湿疹

耳部湿疹多发生在耳后皱襞处，表现为红斑、渗液，有皲裂及结痂，有时为脂溢性，常两侧对称。外耳道湿疹可由污染的真菌刺激引起，或由于中耳炎引起继发性传染性湿疹。

2.乳房湿疹

乳房湿疹多见于哺乳期妇女。发生于乳头、乳晕及其周围，境界清楚，皮损呈棕红色，糜烂明显，覆以鳞屑或薄痂，有浸润时可发生皲裂。自觉瘙痒兼有疼痛。停止哺乳后多易治愈。如顽固不愈或一侧发生者，应注意除外湿疹样癌。

3.脐窝湿疹

脐窝湿疹表现为鲜红或黯红色斑，有渗液及结痂，表面湿润，边缘清楚，很少波及脐周皮肤，病程慢性。

4.外阴湿疹

男性外阴湿疹局限于阴囊，有时延及肛门周围或累及阴茎，多表现为慢性湿疹，皮肤浸润肥厚，皱纹加深，较少有渗液，可有薄痂和鳞屑，有时有皲裂，色素增加或间有色素脱失，常年不愈。女性外阴湿疹累及大小阴唇及其附近皮肤，患处浸润肥厚，境界清楚，有时水肿明显，有糜烂和渗出，由于月经及分泌物的刺激，病情常反复、加重或难愈，可继发局部色素减退。

5.手部湿疹

手部湿疹多呈亚急性或慢性湿疹改变，手背、手指等处出现黯红斑块，浸润肥厚，边缘不清，表面干燥皲裂，夏轻冬重。因手部经常要接触各种外界物质，不断受刺激，因而较顽固难治。

6.小腿湿疹

小腿湿疹多发生于胫前或侧面，常对称性，呈亚急性或慢性湿疹表现，有些小腿湿疹常并发于静脉曲张。由于静脉曲张而致下肢静脉循环障碍，慢性瘀血，故多发生在小腿下 1/3 处。呈局限性棕红色、弥漫密集丘疹、丘疱疹、糜烂、渗出、皮肤肥厚、色素沉着。因此处皮下组织较少，久之在接近踝部发生营养障碍性溃疡。湿疹的小片皮损亦可沿皮下静脉曲张方向分布，有色素沉着及含铁血黄素沉着。

(五)特殊型湿疹

还有一些湿疹，其临床表现、病程与一般湿疹不完全一样，为特殊型湿疹，常见的有以下几种。

1.自身敏感性湿疹

由于患者对自身内部或皮肤组织所产生的某些物质过敏而引起。发病之前，在皮肤某部常有湿疹病变，面积大小不定，较多见为钱币状湿疹或小腿湿疹。本病常突然发生多数散在丘疹、丘疱疹及小水疱，呈群集性，可互相融合，泛发或对称分布。偶有玫瑰糠疹样发疹。并可见沿搔抓部线状分布皮疹。自觉瘙痒剧烈。在原发病灶好转后，续发病灶也可自然减轻或消退，但有的虽用皮质类固醇及抗生素治疗仍可持续数周不愈。

2.传染性湿疹样皮炎

本病在发病前，先在患处附近有慢性细菌性感染病灶，如中耳炎、褥疮、溃疡及瘘管等。从这些病灶中不断排出大量的分泌物，使周围皮肤受到刺激，敏感而发病。临床表现为.上述病灶周围皮肤发红、密集小丘疹、水疱、脓疱、结痂和鳞屑等，并可随搔抓方向呈线状播散。渗出显著，严重者可有明显水肿。

3.钱币状湿疹

皮疹好发于四肢，损害为密集的小丘疹和丘疱疹，呈圆形或类圆形的钱市状斑片，境界清楚，直径为 1～3 cm 大小。急性期潮红，渗出明显，周围有散在性丘疱疹。转为慢性后，皮损肥厚，色素增加，表面覆有干燥鳞屑，自觉瘙痒剧烈。

4.汗疱疹

汗疱疹为掌指、趾趾侧面的水疱性损害，粟粒至米粒大小，半球形，略高出皮面，无炎症反应。皮疹分散或成群发生，常对称性分布。疱液清亮，干燥后形成领圈状脱屑，有程度不一的瘟痒及烧灼感。好发于春秋季节，并每年定期反复发作。

5.婴儿湿疹

中医学称婴儿湿疹为“奶癣”，是发生在婴儿头面部的一种急性或亚急性湿疹。临床常根据发病年龄及皮损特点分为以下三型。

(1)脂溢性：多发生在出生后 1～2 个月的婴儿。皮损在前顿、面颊、眉周围，呈小片红斑，上附黄色鳞屑，颈部、腋下、腹股沟常有轻度糜烂。

(2)湿性(渗出型):多见于饮食无度,消化不良,外形肥胖的3～6个月婴儿。皮损有红斑、丘疹、水疱、糜烂、渗出。易继发感染而有发热、食欲缺乏、吵闹、淋巴结肿大等症状。

(3)干性(干燥型):多见于营养不良瘦弱或皮肤干燥的1岁以上婴儿。皮损潮红、干燥、脱屑或有丘疹和片状浸润,常反复发作,迁延难愈。

6.裂纹性湿疹

裂纹性湿疹又称乏脂性湿疹,主要因皮肤水分脱失,皮脂分泌减少,局部干燥,表皮及角质层有细裂纹,皮肤呈淡红色,裂纹处红色更明显,类似"碎瓷"。可发生于身体多处,但多见于四肢,特别是年老者的胫前部。本病多见于冬季,空气干燥,分泌减少,加之热水烫洗过勤而激发。

## 三、实验室和其他辅助检查

### (一)血常规

患者可有嗜酸性粒细胞增多。血清嗜酸性粒细胞阳离子蛋白比嗜酸性粒细胞的敏感性和特异性更高。

### (二)血清免疫球蛋白检查

血清免疫球蛋白检查可帮助鉴别具有湿疹皮炎皮损的先天性疾病。湿疹常伴IgE增高。

### (三)斑贴试验

阳性反应说明患者对受试物过敏,但应排除原发性刺激或其他因素所致的假阳性反应。

### (四)变态原测试检查

根据测试结果,可对有些变态原采用特异性脱敏疗法。

### (五)真菌检查

真菌检查可鉴别浅部真菌病。

### (六)疥虫检查

疥虫检查可协助排除疥疮。

### (七)皮损细菌培养

皮损细菌培养可帮助诊断继发性细菌感染等。

### (八)皮肤组织病理学检查

必要时进行,可与银屑病、皮肤淋巴瘤相鉴别。

## 四、诊断要点

根据皮疹多形性，有渗出倾向，对称分布，瘙痒剧烈，反复发作，慢性期皮损肥厚、苔藓化等特征诊断。

## 五、治疗

湿疹容易反复发作，其治疗应本着标本兼顾，内外并治，整体与局部相结合的原则，根据其病因病机、临床表现、病程长短等进行辨证治疗。一般急性湿疹多辨证为湿热浸淫证，治宜清热利湿；亚急性湿疹多辨证为脾虚湿蕴证，治宜健脾利湿；慢性者多辨证为血虚风燥证，治宜养血润燥、祛风止痒。专方专药治疗湿疹取得了较好的疗效，并且开发出了较多的中成药制剂，对于特定的湿疹证型，可以酌情使用。对于特殊类型、特殊部位的湿疹，有较多报道显示相应的治疗方法针对性强，疗效高，可以参考使用。中医药治疗湿疹可降低复发率，减轻或消除临床症状，各型湿疹根据病情均可采用中医药治疗。湿疹急性发作，瘙痒剧烈，皮疹泛发、渗液多难以控制，或合并感染时，可考虑中西医结合治疗以尽快控制病情。小儿体质特殊，其湿疹宜参照特应性皮炎进行辨证治疗。

### (一)内治法

1.辨证治疗

(1)风热蕴肤。

证候特点：发病迅速，以红色丘疹为主，泛发全身，剧痒，常抓破出血，而渗液不多。舌红，苔薄白或薄黄，脉弦数。

治法：疏风清热，佐以凉血。

推荐方剂：疏风清热饮加减。

基本处方：刺蒺藜 10 g，荆芥 10 g，蝉蜕 10 g，牛蒡子 10 g，生地黄 10 g，金银花 10 g，黄芩10 g，栀子 10 g，生地黄 10 g，丹参 10 g，赤芍 10 g。每天 1 剂，水煎服。

加减法：瘙痒剧烈者，加钩藤 10 g、全蝎 3 g 息风止痒。夹湿者，加土茯苓 20 g、茵陈 20 g 等。

(2)湿热浸淫。

证候特点：发病急，皮损潮红灼热，丘疱疹密集，瘙痒剧烈，抓破脂水淋漓，浸淫成片，伴心烦口渴，身热不扬，大便干，小便短赤，舌质红，苔黄腻，脉滑数。

治法：清热利湿。

推荐方剂：龙胆泻肝汤加减。

基本处方：龙胆草 10 g，柴胡 10 g，栀子 10 g，黄芩 6 g，生地黄 10 g，车前草 10 g，川木通 6 g，泽泻 10 g，当归 6 g，甘草 10 g。每天 1 剂，水煎服。

加减法：渗液多者，加马齿苋 15 g、滑石 30 g、茵陈 15 g；红肿明显者，加牡丹皮 15 g、赤芍 10 g；瘙痒重者，加白鲜皮 15 g、地肤子 10 g、苦参 10 g；出现脓疱加银花 15 g、连翘 15 g、黄连 5 g；热象不重者，去龙胆草、栀子。

(3)脾虚湿蕴。

证候特点：发病较缓，皮损为淡红色斑片、水肿、丘疹或丘疱疹、结痂、鳞屑，自觉瘙痒，搔抓后糜烂渗出，伴纳少，疲惫，腹胀便溏，舌质淡胖，苔白或腻，脉濡缓。

治法：健脾除湿。

推荐方剂：除湿胃苓汤加减。

基本处方：苍术 10 g，厚朴 6 g，陈皮 6 g，猪苓 15，泽泻 15 g，茯苓 15 g，白术 10 g，滑石 15 g，防风 10 g，栀子 6 g，川木通 3 g，肉桂 1.5 g，甘草 3 g。每天 1 剂，水煎服。

加减法：皮损色红者，加牡丹皮 15 g、黄芩 10 g；纳呆脘闷者，加陈皮 5 g、鸡内金 20 g；发于上肢加桑枝 10 g；发于下肢加牛膝 10 g、萆薢 15 g。

(4)血虚风燥。

证候特点：病程迁延，反复发作，皮损粗糙肥厚，脱屑，表面有抓痕、血痂，颜色黯红或色素沉着，阵发性瘙痒，夜间加重，伴有口干不欲饮，食欲缺乏，腹胀，舌质淡，苔白，脉弦细。

治法：养血润肤祛风。

推荐方剂：四物消风散加减。

基本处方：熟地黄 12 g，当归 10 g，白芍 10 g，秦艽 10 g，防风 10 g，蝉蜕 10 g，生地黄 12 g，胡麻仁 9 g。每天 1 剂，水煎服。

加减法：瘙痒甚者，加钩藤 10 g、刺蒺藜 15 g 祛风止痒；夜间瘙痒剧烈影响睡眠者加龙骨 30 g、珍珠母 30 g 重镇安神，息风止痒。

2.中成药

(1)防风通圣丸：解表通里，清热解毒。适用于湿疹表现为外寒内热，表里俱实者。口服。一次 6 g，一天 2 次。该药品不宜长期服用，服药 3 天症状无缓解，应调整用药。

(2)龙胆泻肝丸：清肝胆，利湿热。适用于湿疹表现为肝胆湿热，口苦，尿赤者。口服。一次 1～2 丸，一天 2 次。该药品不宜长期服用，服药 3 天症状无缓解，应调整用药。

(3)参苓白术丸：健脾、益气。适用于湿疹症见体倦乏力，食少便清者。口眼，一次B，一天3次。

(4)润燥止痒胶囊：养血滋阴，祛风止痒，润肠通便。适用于湿疹证属血虚风燥者。口服，一次4粒，一天3次，2周为1个疗程。

**(二)外治法**

1.外用药

(1)急性湿疹：初起以清热安抚、避免刺激为原则。以红斑、丘疹为主，水疱较少，无渗出时，用三黄洗剂外搽；或选用苦参、黄柏、地肤子、荆芥等煎汤，待凉后外洗，每天2～3次。中期渗出多，以收敛清热止痒为原则。水疱糜烂、渗出明显时，选用黄柏、生地榆、马齿苋、苦参等煎汤，冷湿敷，或用10%黄柏溶液湿敷；每次20～30分钟，每天2～3次。后期，渗出少，结痂时，以保护皮损、避免刺激为原则。用青黛散加甘草油或植物油调，外涂患处。结痂较厚时，选用黄连膏、青黛膏涂搽。

(2)亚急性湿疹：以清热、止痒、干燥、收敛为原则。选用三黄洗剂，青黛散加甘草油或植物油调，黄连锌氧油或5%黑豆馏油软膏外搽。

(3)慢性湿疹：以祛风止痒、促进恢复为原则。选用青黛膏、湿毒膏、润肌膏、10%～20%黑豆馏油软膏等涂搽，加中药熏洗、热烘疗法效果更好。中药熏洗选用蛇床子、威灵仙、紫草、当归等。

2.敷脐疗法

把中药消风导赤散(生地黄、赤茯苓各15 g，牛蒡子、白鲜皮、金银花、薄荷、木通各10 g，黄连、甘草各3 g，荆芥、肉桂各6 g)混合研末，过80目筛后，装瓶备用。用时取药末2～4 g填脐，外用纱布、绷带固定，每2天换药一次，连用3次为1个疗程。

3.穴位注射

用0.5%普鲁卡因于长强穴穴位注射，每次注药0.5 mL，隔天一次。适用于肛门和阴囊湿疹。

4.刺络拔罐

采用梅花针叩刺湿疹肥厚的皮疹部位、以微渗血为度，然后在叩刺局部拔火罐放血。适用于慢性湿疹呈苔藓样变者。

## 第四节 瘾 疹

瘾疹即荨麻疹，又称“风疹块”，是一种临床常见的皮肤黏膜过敏性疾病，是由各种因素致皮肤黏膜小血管扩张及渗透性增加而出现的一种局限性水肿反应。临床表现为大小不等的局限性水肿性风疹块，其特征为突然发生，发无定处，时隐时现，通常在2～24小时消退，退后无痕迹，但反复发生新的皮疹，迁延数天至数月，且伴有剧痒。严重者可伴有发热、腹痛、腹泻、气促等症状。本病的病因和发病机制复杂，根据风团持续发生的时间6～12周为界限，可分为急性和慢性两型。另根据病因不同，又可分为以下多种特殊类型的荨麻疹，如蛋白胨性、接触性、血清病型、物理性（人工性、压力性、寒冷性、热性、胆碱能性、水源性、日光性）荨麻疹以及遗传性血管性水肿等。

### 一、病因病机

#### （一）病因

中医学认为荨麻疹病因总由禀性不耐，人体对某些物质敏感所致。可因食物、药物、生物制品、病灶感染、肠寄生虫病等因素而发。此外，情志不畅、外感寒热风邪等因素也可诱发本病。

#### （二）病机

荨麻疹的中医病机可由风寒外袭，蕴积肌肤，致使营卫不和而起；或由风热之邪客于肌表，引起营卫失调所致；或由饮食不节，或有肠寄生虫，致肠胃湿热，郁于皮肤腠理间而发；或平素体弱，气血不足，或病久气血耗伤，因血虚生风，气虚卫外不固，风邪乘虚侵袭所致；或由情志内伤，冲任失调，肝肾不足，肌肤失养、生风化燥、郁于肌肤而发。

### 二、临床表现

在皮肤上突然出现风团，数小时后即可消退，一般不超过24小时，成批发生，有时一天反复发生多次，呈鲜红色和浅黄白色两种，风团大小不等，大者直径可达10 cm或更大，有时在风团表面可出现水疱，疏散排列，能相互融合，形成环形、地图形等不规则形，可泛发全身，消退后不留痕迹，有剧痒、烧灼或刺痛感，如消化道受累时可有恶心、呕吐、腹痛和腹泻；喉头和支气管受累时可导致喉头水肿，出现咽喉发堵、气促、胸闷、呼吸困难，甚至窒息等。根据病程的不同，可分为急性和慢性两型，急性者发作数天至1～2周即可停发，部分病例反复发作，病期在1个月以上，有的经年不断，时轻时重，转为慢性。

此外，尚有一些特殊类型。

#### (一)蛋白胨性荨麻疹(急性蛋白过敏性荨麻疹)

在正常情况下，食物蛋白分解的蛋白胨容易消化而不被或很少被吸收入血液，但在患者精神激动或同时饮酒的情况下，蛋白胨可以通过肠黏膜吸收而致病。本过程属抗原抗体反应，其致病介质为组胺，可能有激肽。表现为皮肤充血发红有风团，伴头痛，乏力。病程短，大部分在1～4小时消失，有时可持续1～2天。

#### (二)寒冷性荨麻疹

寒冷性荨麻疹分成家族性即遗传性和获得性两种。后者为物理性荨麻疹中最常见者。在寒冷性荨麻疹中，约67%为原发性获得性，5%为家族性，20%伴冷球蛋白血症，3%伴冷纤维蛋白原血症，约5%伴冷溶血素。

1.家族性寒冷性荨麻疹

家族性寒冷性荨麻疹属显性遗传，以女性多见。可从婴儿开始，常持续一生。病状的严重度可随年龄增长而减轻。一般全身受冷后发生，暴露在冷空气中比冷水中容易发生，于暴露1小时后发病。损害为不超过2 cm直径的红斑性丘疹，而非真性风团。不痒，但可有烧灼感，可伴发热、畏寒、关节痛、肌痛和头痛等全身症状，可持续至48小时。血象白细胞计数增高，冰块试验阴性，被动转移试验阴性。皮损活组织检查显示血管周围中性粒细胞浸润。其致病介质尚不清楚。

2.获得性寒冷性荨麻疹

约1/3病例有遗传过敏性背景。常从儿童发病。皮肤暴露于寒冷环境后即可发病，如吸入冷空气或进食冷的食物和饮料，偶尔黏膜发生肿胀引发风团所需寒冷程度变异颇大除去在暴重部位发生风团外，患者可出现全身性症状，如潜入冷水后可发生知觉丧失，甚至淹溺。症状多数在数月后消失。

#### (三)热性荨麻疹

本型少见，是一种局限性荨麻疹，对运动、情绪和皮内注射醋甲胆碱反应正常，分获得性和遗传性两种。前者接触热水部位在5分钟后即可引起风团，持续约1小时被动转移试验阴性:后者属染色体显性遗传对热产生延缓型局部反应，接触热水后无立即反应，但于 1 小时后出现荨麻疹，可持续 12～14 小时，无全身反应，被动转移试验阴性。

### (四)胆碱能性导麻疹

胆碱能性导麻疹占荨麻疹的 5%～7%，青年期发病占多数。在热、精神紧张和运动后诱发，发生在躯干和肢体近端拿跖和腋部受累损害为 12 mm 大小风团，周围有较大红晕，有时可仅感瘙痒而无风团出现常同时发生其他胆碱能性活动症状，如流涎出汗、腹痛腹泻和晕厥，可持续数月至十余年。被动转移试验阳性运动及热水试验阳性。乙酰胆碱局部离子透入或皮试可引起风团发生和全身反应。

### (五)日光性荨麻疹

女性发病较多，暴露日光后数秒钟至数分钟后发病，局限在暴露部位，持续 1～2 小时。引发这种反应的光线波长可从 X 线直至红外线，但大部分患者的致病光谱在 370 mm 以下。被动转移试验阳性，为一种抗原抗体反应。血清活动因子是一种球蛋白，可能为 IgE，而不在 IgG 和 IgM 中。

### (六)压迫性荨麻疹

在较重和较久压迫 4 小后发生。损害为弥漫性境界不清的水肿性、疼痛性斑块。常发生在经拍手和手工操作后的手部，足跖，臀和穿紧衣的部位，有时可伴畏寒等全身症状，经数小时后消退。血白细胞计数可增高。

### (七)水源性荨麻疹

水源性荨麻疹指接触自来水或蒸馏水和汗液后，于毛孔周围引起细小剧痒风团，掌跖不受累及。与温度无关。患者饮水无反应。醋甲胆碱和被动转移试验阴性。

### (八)血清病性荨麻疹

发热、皮疹、关节炎和淋巴结病是血清病或血清病样反应的四个主要症状。主要表现为荨麻疹，特别呈多环形者较多见，尚有中毒性红斑、结节红斑样表现。尚可有心肾损害。总补体降低，血中浆细胞升高。

### (九)自身免疫性黄体酮性荨麻疹

自身免疫性黄体酮性荨麻疹发生在月经前期和中期。黄体酮是本型荨麻疹的致病因素。注射黄体酮可引发或加剧风团发生，抑制排卵可以预防发病。黄体酮皮试呈阳性反应。被动转移试验阳性。免疫荧光检测证实有对黄体中黄体化细胞的抗体，以黄体酮吸收患者血清中的抗体后，可以阻断发病，口服避孕药可阻断发病。

**（十）血管性水肿**

血管性水肿也叫巨大性荨麻疹。呈突然发作的局限性水肿，多发生于夜间，持续数小时或2～3天，消退后不留痕迹。水肿多见于组织疏松处，如眼睑、口唇、包皮、阴唇、口腔黏膜、舌甚至咽喉。呈肤色或苍白，紧张发亮，边界不清，触之坚韧有弹性，压之无凹陷。可有轻痒、麻胀感。咽喉受累则有咽喉不适、声嘶、呼吸困难等。本病常单发或合并荨麻疹，也可在同一部位反复发作。

**（十一）人工性荨麻疹**

人工性荨麻疹又称皮肤划痕症，皮肤瘙痒时，因搔抓或用钝器划皮肤后，该处很快出现与划痕形状一致的风团，可与荨麻疹伴发或单独发生。划痕试验阳性。

## 三、实验室和其他辅助检查

**（一）血常规**

白细胞计数增高（见于家族性寒冷性荨麻疹）。嗜酸性粒细胞计数增高（提示肠道寄生虫感染）。

**（二）尿常规**

蛋白和管型（见于血清病型荨麻疹）。

**（三）红细胞沉降率（血沉）**

加快（见于低补体性荨麻疹性血管炎）。

**（四）血清学检验**

抗核抗体、冷球蛋白、冷纤维蛋白增高（见于寒冷性荨麻疹）。

**（五）其他试验**

皮肤划痕试验（物理性荨麻疹），运动试验（胆碱能性荨麻疹），冰块试验（获得性寒冷性荨麻疹），被动转移试验（获得性寒冷性荨麻疹和日光性荨麻疹）。

**（六）组织病理**

表皮基本正常。真皮水肿，皮肤毛细血管、小血管扩张充血，淋巴管扩张及血管周围少量淋巴细胞、嗜酸性粒细胞浸润，肥大细胞数量增多。水肿在真皮上部最明显，乳头、网状层水肿，胶原纤维束间隙增宽。某些慢性复发性荨麻疹（荨麻疹性血管炎)可呈现真皮浅层坏死性血管炎(白细胞破碎性血管炎)的组织像。普通荨麻疹和荨麻疹性血管炎之间尚有中间型。

## 四、诊断要点

(1)损害为大小不等、形态不一的鲜红色或白色风团。

(2)突然发生,数小时后又迅即消退,一般不超过24小时,成批发生,有时一天反复发生多次。消退后不留痕迹。

(3)黏膜亦可受累,累及消化道可伴有腹痛和腹泻,累及喉头黏膜则可有胸闷,呼吸困难,甚至窒息。

(4)有剧痒、烧灼或刺痛感。

(5)急性者发作数天至1～2周可缓解。部分病例病程常达1个月以上,变为慢性。

(6)皮肤划痕症,部分病例呈阳性反应。

(7)血液嗜酸性粒细胞增高。

(8)其他各特殊类型荨麻疹以其临床特点作为诊断要点。

## 五、鉴别诊断

(1)丘疹性荨麻疹:多见于小儿,为散在的丘疹水疱,风团样损害,瘙痒剧烈,3天后才消退。

(2)色素性荨麻疹:风团消失后留有黄褐或棕色的色素斑,经搔抓或其他机械刺激后可再起。病理检查,皮损处真皮内有大量肥大细胞浸润。

(3)多形性红斑:损害多在手足背、颜面、耳朵等处,为红斑、水疱,呈环形或虹膜样,一时不易消退。

(4)荨麻疹性血管炎:多见于中年妇女,可伴有不规则发热,继而皮肤出现风团样皮损,持续时间可达24～72小时,甚至几天不消失,风团上可有水疱及浸润,但无坏死,消退后遗留色素沉着或脱屑,自觉瘙痒。可伴有四肢关节疼痛及肿胀,腹部不适等。

(5)腹痛、腹泻者应与急腹症及胃肠炎相鉴别。

## 六、治疗

荨麻疹临床表现复杂,病程长短不一,易反复发作,所以治疗根据临床表现,病程长短进行辨证治疗。一般急性荨麻疹多属实证,治以祛风、清热、散寒、凉血、解毒或以清肠胃湿热积滞为主;慢性荨麻疹多属虚证、瘀证,治以益气固表,养血祛风，或以活血通络，健脾和胃，调摄冲任为主。目前急性荨麻疹单纯以西药或中医药治疗效果均较理想，但慢性荨麻疹的治疗尚是一个比较棘手的难题。因此，我们采取中西医结合的方法治疗取得较好的疗效。

**(一)内治法**

1.辨证治疗

(1)风热相搏。

证候特点：风团呈红色，相互融合成片，状如地图，扪之有灼热感，自觉瘙痒难忍，遇热则剧，得冷则缓；伴有微热恶风，心烦口渴，咽弓充血；舌质红，苔薄黄或少苔，脉浮数。

治法：疏风清热，退热止痒。

推荐方剂：银翘散加减。

基本处方：金银花 15 g，连翘 15 g，淡竹叶 10 g，鱼腥草 20 g，牛蒡子 12 g，薄荷 6 g(后下)，荆芥 10 g，浮萍 15 g，蝉蜕 5 g，芦根 15 g，甘草 3 g。每天 1 剂，水煎服。

加减法：伴咳嗽痰黄，加桑白皮 15 g、杏仁 10 g 以止咳化痰；大便干结，加紫草 12 g、冬瓜仁 15 g 以通便；心烦者加地骨皮 10 g、珍珠母 30 g 以安神；咽痛者加板蓝根 20 g、山豆根 6 g 以利咽。

(2)风寒外束。

证候特点：风团色泽淡红，或者色如瓷白，风吹或接触冷水后，风团及瘙痒感均加重，得暖则减；伴恶风畏寒，口不渴；舌质淡红，苔薄白，脉浮紧。

治法：疏风散寒，调和营卫。

推荐方剂：桂枝麻黄各半汤加减。

基本处方：桂枝 12 g，麻黄 6 g，白芍 15 g，大枣 7 枚，苏叶 12 g，防风 12 g，荆芥穗 16 g，杏仁 12 g，生姜 3 片，甘草 3 g。

加减法：阳虚遇寒加重者，去荆芥，加淫羊藿 15 g、白术 10 g、黄芪 20 g；手足冰冷者加当归 15 g、鹿角胶 10 g(另烊)；易出汗，着风即起者，去麻黄，加龙骨 30 g(先煎)、麻黄根 9 g。

(3)肠胃湿热。

证候特点：风团的出现与饮食不节有关，色泽鲜红，多伴腹痛腹泻或呕吐脘闷，大便稀烂不畅，舌红苔黄腻，脉数或濡数。

治法：清肠利湿，祛风止痒。

推荐方剂：土茯茵陈汤加减。

基本处方：土茯苓20 g，绵茵陈20 g，金银花15 g，火炭母20 g，布渣叶15 g，山楂20 g，苏叶8 g，枳实12 g，厚朴12 g，连翘12 g，甘草5 g。

加减法：有虫积者，上方加使君子肉15 g、乌梅肉9 g、槟榔30 g以驱虫；便秘者加大黄9 g(后下)以通便。

(4)毒热燔营。

证候特点：发病突然，大片红色风团，甚则弥漫全身，或融合成片，状如地图，瘙痒剧烈；伴壮热恶寒，口渴喜冷饮，或面红目赤，心烦不安，大便秘结，小便短赤；舌质红，苔黄或黄燥，脉洪数。

治法：清营凉血，解毒止痒。

推荐方剂：复方水牛角汤。

基本处方：水牛角30 g(先煎)，生地20 g，鱼腥草20 g，紫草20 g，蝉衣10 g，黄芩12 g，牡丹皮12 g，玄参15 g，生石膏20 g，赤芍15 g，芦根15 g，甘草5 g。

加减法：壮热面赤者重用生石膏40～60 g，加金银花20 g、蒲公英20 g；口渴者加知母10 g、花粉10 g；大便秘结者加大黄9 g；咽痛者加牛蒡子9 g、射干12 g、桔梗9 g。

(5)卫外不固。

证候特点：皮疹多为针帽至蚕豆大小，相互融合成片的风团较少，但其风团往往在汗出着风时，或者表虚恶风后则诱发成批皮损，自觉瘙痒不止，发作不休，伴有恶风自汗，舌质淡红，苔薄白或少苔，脉沉细。

治法：固表祛风。

推荐方剂：玉屏风散加减。

基本处方：黄芪30 g，防风15 g，白术15 g，乌梅20 g，煅牡蛎20 g，白芍15 g，茯苓15 g，乌豆衣12 g，熟地黄15 g，山茱萸12 g，炙甘草5 g。

加减法：自汗不止者，加浮小麦15 g、五味子10 g；恶风恶寒者，加桂枝9 g、麻黄3 g。

(6)气血亏虚。

证候特点：风团色泽淡红，或者与肤色相同，反复发作，迁延数月乃至数年未愈，或劳累后加重；伴有头晕，精神疲惫，面色皖白，体倦乏力，失眠；舌质淡红，苔薄白或少苔，脉细缓。

治法：益气养血。

推荐方剂：八珍汤加减。

基本处方：党参15 g，白术10 g，茯苓12 g，炒白芍10 g，生地12 g，柴胡6 g，黄芩 6 g,甘草6 g,阿胶 15 g(另烊)。

加减法:大便烂者,去生地黄,改茯苓、怀山药各 20 g;痒剧者,加防风 10 g,牡蛎 30 g,刺蒺藜 10 g。

(7)冲任不调。

证候特点:风团色泽淡红,主要分布在下腹、腰骶和大腿等区域,其皮疹在月经前加重,经后则渐次消失,常有月经不调,经来腹痛,舌质正常或淡红,苔薄白或少苔,脉弦细或弦滑。

治法:调理冲任。

推荐方剂:四物汤合二仙汤加减。

基本处方:仙茅 6 g,当归 6 g,川芎 6 g,淫羊藿 12 g,菟丝子 15 g,女贞子 15 g,旱莲草 15 g,丹参 15 g,牛膝 10 g,益母草 10 g,牡丹皮 10 g。

加减法:经来腹痛者,加三七 6 g、鸡血藤 15 g;月经不调,量少色淡者,加桑寄生 20 g、阿胶 15 g。

(8)阴虚血热。

证候特点:皮疹色黯不鲜,反复发作,迁延日久不愈,且多于午后或夜间发作。伴心烦、心悸、盗汗、易怒、口干、舌红少苔或舌质淡,脉沉细。

治法:养阴清热,凉血祛风。

推荐方剂:知柏八味丸加减。

基本处方:山茱萸 12 g,茯苓 10 g,怀山药 20 g,牡丹皮 10 g,生地黄 15 g,熟地黄 15 g,黄柏 10 g,乌梅 15 g,五味子 10 g,煅牡蛎 30 g,泽泻 10 g,炙麻黄 5 g,苏叶 10 g,防风 10 g,丹参 20 g。

加减法:伴心烦、心悸者,加麦门冬 10 g、太子参 20 g;伴盗汗者,加浮小麦 15 g;夜寐梦多者,加酸枣仁 30 g。

(9)血瘀阻络。

证候特点:风团色泽黯红或呈紫红,病变多数在腰围和表带压迫等部位,伴有面色晦暗,或口唇青紫,口干不欲饮;舌质紫黯或夹瘀点、瘀斑,苔少,脉细涩。

治法:理气活血,通宣经络。

推荐方剂:桃红四物汤加减。

基本处方:桃仁 10 g,红花 6 g,当归 6 g,川芎 9 g,地龙干 10 g,荆芥 10 g,防风 10 g,牛膝9 g,乌药 4 g,香附 4 g,青皮 6 g,乌蛇 10 g。

加减法:顽疹痒剧者,加全虫 3～6 g、钩藤 12 g、白蒺藜 12 g;烦躁不安者,加郁金 15 g、柴胡 10 g、白芍 10g。

2.中成药

(1)玉屏风颗粒:适用于卫气不固型之慢性荨麻疹。口服,每次 5 g,每天 3 次。

(2)六味地黄丸:适用于阴虚血热型之慢性荨麻疹。口服,每次 6 g,每天 2 次。

(3)八珍合剂:适用于气血亏虚型之慢性荨麻疹。口服,每次 3.5 g,每天 2 次。

(4)乌蛇止痒丸:适用于顽固性荨麻疹。口服,每次半袋(60 粒),每天 2 次。

(5)消风止痒颗粒:适用于风热型慢性荨麻疹。口服,每次 15～30 g,每天 2 次。

**(二)外治法**

1.外洗

(1)用消炎止痒洗剂、飞扬洗剂外洗,适用于急性荨麻疹。

(2)荆芥 30 g,防风 30 g,川芎 20 g,干姜皮 15 g,飞扬草 30 g,蛇床子 30 g,煎水外洗皮损,适用于慢性荨麻疹。

(3)外搽:用 1%薄荷三黄洗剂、炉甘洗剂、肤康止痒水外搽皮损。

2.针灸

(1)循经取穴:风邪善犯阳经,取大椎、血海、足三里;湿邪善犯脾经,取脾俞、曲池、足三里;血燥生风,易犯肝经,取三阴交、血海、行间。

(2)邻近取穴:风团主要发生在头面部,取丝竹空、迎香、风池;在腹部取中脘;在腰部取肺俞、肾俞;在下肢取伏兔、风市、足三里、委中。

(3)病因取穴:风热之邪所致者取大椎、风池、百会、委中;肠胃不和所致者取大肠俞、中脘、合谷、足三里。方法:虚证施补法,实证施泻法,针刺得气后留针 10～15 分钟,1～2 天 1 次。

(4)经验取穴:处方 1:大椎;方法:泻法,针刺深度 1.5 寸,大幅度捻转后不留针,一天 1 次,适用于急性荨麻疹。处方 2:大肠俞;方法:补法,针刺得气后留针 30 分钟,其间行针 3～5 次,一天1 次,适用于慢性荨麻疹。

(5)针刺与刺血结合法:大椎、天井、血海(双)、悬钟(双)、曲池(双)、曲泽、委中。方法:施平补平泻法,针刺得气后留针 5 分钟,出针后,点刺曲泽、委中,挤出血液少许,一天 1 次。适用于慢性荨麻疹、胆碱能性荨麻疹。

3.隔姜灸法

取合谷、阳池、曲池、行间、足三里、血海、三阴交。方法:鲜生姜切片贴在穴位上,每穴灸3～5壮,一天1次。适用于慢性荨麻疹或寒冷性荨麻疹。

4.穴位敷贴

适用于慢性荨麻疹。脐部消毒后,用加味玉屏风散(黄芪30 g,防风15 g,白术15 g,乌梅30 g,荆芥15 g,冰片3 g,研为细末)适量,或用加味玉屏风散10 g加盐酸苯海拉明片50 mg共研粉末直接填敷于脐窝部,外用曲安奈德新霉素贴膏或普通胶布固定。每天换药1次,7天为1个疗程。

5.穴位注射

(1)维丁胶性钙注射液4 mL,在双侧曲池、血海穴各注射1 mL,隔天1次,5次为1个疗程。

(2)盐酸苯海拉明40 mg,注射用水2 mL混合,双侧足三里、血海各注射1 mL,每天1次,7次为1个疗程。

(3)黄芪注射液4 mL,双侧足三里,每穴各注射2 mL,隔天1次,7次为1个疗程。

(4)丹参注射液4 mL,双侧足三里,每穴各注射2 mL,隔天1次,7次为1个疗程。

6.耳针

(1)耳针法:主穴:肺、荨麻疹;配穴:寒冷性荨麻疹加刺脑点、枕、交感;风热性荨麻疹加刺心、肝;胆碱能性荨麻疹加刺交感、肾上腺、抗过敏点;蛋白胨性荨麻疹加刺大肠俞、胃;血清病型荨麻疹加刺心、肾、神门。方法:施泻法,针刺后留针30分钟,一天1次。

(2)耳穴电针法:荨麻疹区;方法:针刺后左右接正负极,其电流以患者能耐受为度,持续3～5分钟,一天1次。

(3)耳针注射法:内分泌、荨麻疹区;方法:常规消毒后,针刺后缓慢推注氯苯那敏0.1 mL,每天1次。

(4)耳压法:肺、肾上腺、神门、内分泌、抗过敏点、相应部位;每次取3～4穴,将王不留行籽贴固在穴位上,并嘱每天自行按压3～5次,持续1分钟,3天换1次。

(5)耳穴埋针法:荨麻疹、肺、肾上腺、神门;方法:每次取2～3穴,常规消毒后,将揿针刺入,外盖胶布固定,留针72小时后拔除,休息3天后,再施上法。

(6)刺血法:处方1:后溪;处方2:耳背静脉;处方3:双耳尖、双中指尖、双足中趾尖。方法：常规消毒后，采用三棱针或消毒后磁片，点刺或砭刺出血少许，2天1次。

7.自血疗法

抽取自身静脉血 3～5 mL，即刻肌内注射，隔天1次，5次为1个疗程。适用于慢性荨麻疹。

## 第五节 带状疱疹

带状疱疹是一种由水痘-带状疱疹病毒(varicella-zoster virus，VZV)所引起的，累及神经和皮肤的急性疱疹性病毒性皮肤病。临床表现以簇集性水疱沿身体一侧周围神经呈带状分布，伴显著神经痛为特征。可发生于任何年龄，多见于青壮年。好发于春秋季节，一般愈后不再复发。

有研究表明 20～30 岁和 60～70 岁为两个发病高峰年龄段，认为 20～30 岁发病者主要与精神压力大、家庭未稳定、生活无规律有关；而 60～70 岁年龄段的患者一般患有多种疾病，且随着年龄增大机体的各项功能也逐渐下降，免疫力降低，非常容易发生病毒感染。消极的生活方式、缺乏社会支持、抑郁、患其他慢性疾病等因素均可增加带状疱疹发生的危险性，研究表明，肿瘤、器官移植术后、自身免疫性疾病长期应用糖皮质激素的患者更容易患带状疱疹。本病患者中约37%合并其他疾病，60 岁以上患者多伴有各种原发病，绝大多数患者是原发病活动时出现带状疱疹，或带状疱疹出现后入院检查发现原发病活动。重型疱疹主要见于抵抗力极差的患者，以恶性肿瘤较多。神经痛发生率及疼痛程度与年龄相关，年龄越大，神经痛先于皮疹出现的概率就越高。本病并发症主要为病毒性角膜炎和中耳炎，后遗症主要为后遗神经痛和失明。

带状疱疹属中医学的“蛇串疮”“缠腰火丹”“火带疮”“蛇丹”“蜘蛛疮”等范畴。

### 一、病因病机

中医学认为本病是由于感受毒邪，湿、热、风、火郁于心、肝、肺、脾，经络阻隔，气血凝滞而成。情志内伤，心肝气郁化热，热郁久而化火，火热溢于肌表，流窜经络，再感风、火邪毒，使气血郁闭，则见红斑、丘疱疹、痒痛等症；脾失健运而生湿，脾湿蕴结而化热，湿热外发肌肤，再感湿热邪毒，使肺的宣发、肃降、治节功能紊乱，致水液循经络闭聚于肌表，则见水疱累累如珠；湿热风火邪毒损伤经络，经气不宣，气滞血瘀，不通则痛，常致疼痛不休或刺痛不断。如《外科正宗·火丹》："火丹者，心火妄动，三焦风热乘之，故发于肌肤之表，有干湿不同，红白之异。干者色红，形如云片，上起风粟，作痒发热，此属心、肝二经之风火……湿者色多黄白，大小不等，流水作烂，又且多痛，此属脾、肺二经湿热……"

## 二、临床表现

### （一）症状

1.前驱期症状

初起有类似感冒的轻度发热、疲倦无力、全身不适、食欲缺乏以及患部皮肤灼热感或神经痛，亦可不经前驱症状而直接出现皮疹。

2.典型症状

显著的沿神经分布的疼痛是本病的特征之一。一般在出现神经痛的同时或稍后即发生皮疹，也有在神经痛出现 4 天后才发生皮疹，疼痛程度不一，与皮疹严重程度无一定的关系。通常儿童患者可没有疼痛或疼痛轻微，而年老体弱患者疼痛剧烈。有些患者在皮损完全消退后，仍遗留神经痛，此种神经痛可持续数月甚至数年之久。严重者可遗留神经麻痹（三叉神经受累多见）。

### （二）体征

1.一般表现

带状疱疹的皮疹按神经分布排列成带状，发生部位以胸、腹、腰部为多见，四肢颜面也可发生。皮疹一般局限于身体的单侧，但少数也可超越中线，常伴局部淋巴结肿大。常在发病 1 天后，在一定神经分布区域出现不规则的红斑，继而出现多数或群集的粟粒至绿豆大小的丘疱疹，之后迅速变为水疱，水疱内液透明澄清，疱壁紧张发亮，四周有红晕。皮疹在 2～5 天陆续不断出现，数天后水疱由透明逐渐变为浑浊，其内液体慢慢被吸收，或部分破裂，形成糜烂面，最后干燥结痂，痂脱而愈，可留有暂时性色素沉着，一般不留瘢痕。

2.特殊表现

由于病毒侵犯的部位、病变程度及其表现的不同，临床常分为如下特殊类型。

（1）不完全性带状疱疹（顿挫性）：患处疼痛，可见潮红、淡红斑或丘疹，无典型水疱。

(2)出血性带状疱疹:水疱内容物为血性。

(3)坏疽性带状疱疹:皮疹中心可出现坏死,呈黑褐色痂皮,不易剥脱,愈后留有瘢痕,多见于老年或营养不良的患者。

(4)泛发性(播散性)带状疱疹:据报道其发病率占带状疱疹的3%~4%,从局部出疹到泛发全身为1~10天。水疱有融合倾向,为水痘样。常伴高热、头痛等全身中毒症状,可并发肺、脑等损害,病情严重可致死亡。常见于年老体弱、恶性淋巴瘤者,或应用大剂量类固醇激素及免疫抑制剂的患者。

(5)三叉神经带状疱疹:可侵犯三叉神经眼支、上颌支和下颌支。眼支带状疱疹多见于老年人,症状严重,疼痛剧烈,可累及角膜,水疱可迅速破溃而形成溃疡性角膜炎,以后可因瘢痕形成而失明,严重者可发生全眼球炎、脑炎,甚至死亡。当眼有损害时,常伴有鼻尖水疱(Hutchinson征),是由于侵犯眼支的鼻分支所致。上颌支带状疱疹常常在上颌黏膜、腭垂、扁桃体出现水疱。下颌支带状疱疹水疱则出现在舌前部、口底部和颊黏膜部。三叉神经带状疱疹可以牙痛为首发症状。

(6)耳部带状疱疹:水痘-带状疱疹病毒侵犯膝状神经节后根,引起面神经、听神经受累所致。出现面瘫、耳聋、耳痛、外耳道疱疹三联症(Ramsay-Hunt综合征),临床可见单侧外耳道疱疹,鼓膜疱疹,患侧耳鸣、耳聋、耳痛,听觉障碍,乳突压痛,面瘫及舌前1/3味觉障碍,可伴有眩晕、恶心、呕吐、眼球震颤等。多见于老年人。

(7)带状疱疹性脑膜脑炎:该病为病毒本身直接从脊神经前、后根向上侵犯到中枢神经系统或发生变态反应所致。多发生于发疹时或发疹后3~14天,但亦可发生于发疹以前,大多见于脑神经或颈、上胸脊髓神经节受侵的患者。表现有头痛、呕吐、惊厥或其他进行性感觉障碍,尚可有共济失调及其他小脑症状等。

(8)运动型麻痹:发生率为5%,以眼、面麻痹多见,三叉神经眼支运动神经受累时为眼麻痹、面神经受累时产生面麻痹,脊髓神经根运动性麻痹较少见。常发生于疼痛后、发疹期或稍后,麻痹的肌肉与支配皮肤的神经一般相一致。

(9)内脏带状疱疹:水痘-带状疱疹病毒侵犯脊神经后根神经节,引起交感神经和副交感神经受累,导致其支配内脏区域发疹,出现胃肠道和泌尿道症状,发生节段性胃肠炎及单侧性膀胱黏膜溃疡,如侵犯胸膜、腹膜时,则可在这些部位发生刺激甚至积液等症状。

### (三)常见并发症

带状疱疹的常见并发症是结膜出血、化脓性结膜炎、溃疡性角膜炎、角膜瘢痕、面瘫、耳鸣、耳痛、耳聋等。

## 三、实验室和其他辅助检查

### (一)疱疹刮片

刮取新生疱疹基底组织碎片,瑞氏染色可发现多核巨细胞,苏木精-伊红染色可见细胞内包涵体,有助于诊断。

### (二)病毒分离

对于非典型病例,病程 3～4 天,疱疹液接种于人胚或纤维细胞。

### (三)病毒 DNA 检测

聚合酶链反应(PCR)法检测 VZV。

### (四)免疫学检查

免疫学上可用直接免疫荧光法检查疱疹基底刮片或疱疹液中抗原。

## 四、诊断要点

(1)发疹前可有疲倦、低热、全身不适、食欲缺乏等前驱症状。

(2)患处有神经痛,皮肤感觉过敏。

(3)好发部位是肋间神经、三叉神经、臂丛神经及坐骨神经支配区域的皮肤。

(4)皮疹为红斑上簇集性粟粒至绿豆大小水疱,疱液常澄清。

(5)皮疹常单侧分布,一般不超过中线。

(6)病程自限,为 2～3 周,愈后可有色素改变,发生坏死溃疡者可留有瘢痕。

(7)头面部带状疱疹可累及眼耳部,引起疱疹性角膜炎或面瘫。

## 五、鉴别诊断

本病在前驱期或无疹型带状疱疹中,神经痛显著,易被误诊为冠心病、肋间神经痛、胸膜炎或急性阑尾炎等,应根据上述疾病的诊断要点加以鉴别。

本病在疱疹发生后,初起应与单纯疱疹相鉴别,如果水疱继发感染则须与脓疱疮进行鉴别。

### (一)单纯疱疹

疱疹好发于面部皮肤与黏膜交界处,水疱较小易破裂,疼痛不明显。单纯疱疹常易于复发。

### (二)脓疱疮

好发于四肢暴露部位,皮损分布与神经分布无关。患者自觉瘙痒,疼痛不明显。

### (三)接触性皮炎

皮疹潮红，肿胀，有水疱，边界清楚，局限于接触部位，有明确的接触过敏物史。

## 六、治疗

中医学认为本病是感受毒邪，湿、热、风、火郁于心、肝、肺、脾，经络阻隔，气血凝滞而成。故治疗上总的原则应以解毒、清火、利湿、祛风、通瘀为主。对于重症带状疱疹患者或伴严重并发症者，临床应根据病情结合西医治疗及有关综合疗法进行处理。

### (一)内治法

1.辨证治疗

(1)肝经郁热。

证候特点：初起可见丘疹、丘疱疹或小水疱，疱壁紧张，后水疱多而胀大，基底鲜红，痛如火燎，夜寐不安；或水疱混浊溃破，或伴脓疱脓痂，或伴发热、头痛、全身不适；口干口苦，小便黄赤，大便干结，舌红，苔黄或黄厚干，脉弦滑或滑数。

治法：清肝泻火，解毒止痛。

推荐方剂：龙胆泻肝汤加减。

基本处方：龙胆草 12 g，黄芩 12 g，栀子 15 g，泽泻 15 g，车前子 15 g，生地 15 g，柴胡 15 g，绵茵陈 20 g，板蓝根 20 g，大青叶 15 g，赤芍 15 g，甘草 5 g。每天 1 剂，水煎服。

加减法：病在头面部，去龙胆草、山栀子，加升麻 10 g、鱼腥草 25 g 以清阳明肺胃之热；大便秘结不通加大黄 10 g(后下)以泻火通便。

(2)脾虚湿蕴。

证候特点：皮肤起大疱或黄白水疱，疱壁松弛易于穿破，渗水糜烂或化脓溃烂，重者坏死结痂；纳呆，腹胀，便溏，舌质淡胖，苔黄腻或白腻，脉濡或滑。

治法：健脾利湿，解毒止痛。

推荐方剂：除湿胃苓汤或参苓白术散加减。

基本处方：苍术 15 g，厚朴 12 g，陈皮 10 g，猪苓 15 g，泽泻 15 g，赤茯苓 15 g，白术 15 g，滑石 20 g，防风 15 g，山栀 15 g，肉桂 5 g，甘草 5 g，灯芯草 10 g。每天 1 剂，水煎服。

加减法：水疱大而多者加土茯苓 20 g、萆薢 15 g、车前草 10 g 利湿。

(3)气滞血瘀。

证候特点:发病后期,水疱干燥结痂,但刺痛不减或减而不止,入夜尤甚,口干,心烦,舌黯红有瘀点,苔薄白或微黄,脉弦细。

治法:理气活血,通络止痛。

推荐方剂:柴胡疏肝散合桃红四物汤加减。

基本处方:柴胡15 g,陈皮10 g,川芎15 g,赤芍15 g,枳壳15 g,香附15 g,甘草10 g,桃仁15 g,红花5 g,丹参20 g,田七粉3 g(冲服),元胡15 g。每天1剂,水煎服。

加减法:年老体弱属脾虚者,加怀山药15 g、白术12 g、党参15 g以健脾益气;夜晚痛甚影响睡眠者加酸枣仁15 g、茯苓15 g、合欢皮20 g以定神止痛。

2.中成药

(1)新癀片:适用于本病肝经郁热证、气滞血瘀证或疼痛明显者。口服。每次2~4片,每天3次。

(2)丹参注射液:适用于肝经郁热型或气滞血瘀型带状疱疹每次20~40 mL,加入0.9%生理盐水250 mL静脉滴注每天1次。

(3)黄芪注射液:适用于脾虚湿蕴型带状疱疹。每次20~40 mL加入0.9%生理盐水250 mL静脉滴注,每天1次。

**(二)外治法**

1.外洗

带状疱疹水疱、红斑期,可用大青叶、蒲公英、鱼腥草、地榆、甘草、马齿苋各30 g,水煎外洗患处,每天1~2次;水疱结痂、红斑消退但疼痛未消除,可用徐长卿、肿节风、鱼腥草、七叶一枝花、甘草各30 g,水煎外洗患处,每天1~2次。

2.湿敷

水疱破溃、糜烂、渗液较多者,可用地榆、五倍子、大黄、鱼腥草、紫草、甘草各30 g,水煎后过滤取药液湿敷患处,每天数次更换敷料。

3.外搽

水疱如无溃破糜烂渗液者,可用三黄洗剂(大黄、黄柏、黄芩、苦参各等份,共研细末。每10~15 g药粉加入蒸馏水100 mL,医用苯酚1 mL,即成)外搽患处。水疱干敛结痂仍疼痛者可用10%金粟兰酊(金粟兰10 g,75%酒精100 mL浸泡1周后用)或入地金牛酊(入地金牛16 g,75%乙醇100 mL浸泡

1周后用)外搽。如水疱溃破、糜烂渗液者,在前述湿敷治疗间歇期间可外搽青黛油、紫草油等。

4.针灸

按皮肤损害所在部位循经取穴。常用穴位为合谷、曲池、内关、三阴交、阴陵泉、足三里、阳陵泉等。入针后,用泻法提插捻转2～3分钟,留针20～30分钟,每天1次。

5.耳针

常用肝区、神门或皮疹分布之所属区。刺入后,捻转1分钟,留针30分钟,每天1次。

6.耳穴放血

选皮损分布所属区之穴位,常规消毒后,以三棱针点刺出血,并挤出3～5滴血。隔天1次。

7.艾条灸

点燃艾条一端,在皮损部位缓慢向左右上下回旋移动,灸20～30分钟,每天1次。

8.艾炷灸

病者端坐,医者站于其背后,用线量病者头围,以头围之长度,由前向后经颈部绕一圈,对齐两端,沿胸椎正中线向背后下方稍拉紧,线端合拢处放艾炷,灸1壮,每天1次。

9.灯火灸

用灯芯草蘸麻油,点燃后,灸灼皮损顶端。

10.磁穴疗法

用磁片直接贴敷固定在选定的穴位上,连续敷贴3天,休息3天,为1个疗程。

11.穴位注射疗法

以10%丹参注射液,在选定的穴位注入0.5 mL,一般每次注射3个穴位,每天1次,7次为1个疗程。

12.入地金牛酊配合照射疗法

取消毒纱布浸入地金牛酊,取出后置于皮损上,再用神灯(高效电磁波治疗机)或频谱治疗仪对准皮损照射15～30分钟,每天1次。

# 第六节 银屑病

银屑病俗称牛皮癣，是一种常见的具有特征性皮损的慢性易于复发的炎症性皮肤病。临床表现为红色丘疹或斑块上覆多层银白色鳞屑，尚可有红斑、脓疱等皮损，以四肢伸面、头皮和腰部较多。有学者曾在我国不同地区抽样调查，估计总患病率为 0.123%，且男性患病率高于女性，城市患病率高于农村，北方患病率高于南方。全世界的银屑病发病率为 0.6%～4.8%。美国人口调查估计高加索人种患病率为 2.5%，非洲裔美国人为 1.3%。据调查，丹麦法罗群岛患病率为 2.84%，英国为 2%，西北欧的成人患病率估计为 1.5%～2.0%；亚洲患病率较低，日本为0.2%～1.0%。总的说来，银屑病在所有的种族都可发生，在白种人中患病率高，其次为黄种人，黑种人较少。银屑病男女发病率是相似的，尽管银屑病可发生于任何年龄，但 20～30 岁和 50～60 岁为两个高发年龄段。国外有文献报道有出生即患本病的病例，称为先天性银屑病。发病早预示病情重且持久，常有阳性家族史。本病大多有明显的季节性，常在冬季发病或加剧，夏季自行痊愈或减轻，部分患者也可相反，但久病之后皮损不消则季节性不明显。

银屑病属中医“白疕”的范畴。

## 一、病因病机

中医认为本病由外邪内侵，七情内伤，脾胃失和等因素致内外合邪、热壅血络所致。

### (一)外邪侵袭

初起时多由风、湿、热、火毒之邪侵袭肌肤，致营卫不和，气血失调，郁于肌腠而发；或因湿热蕴积，内不得利导，外不得宣泄，阻于肌表而生；或因病久，气血耗伤，肌肤失养而成。

### (二)七情内伤

因情志郁结，气机壅滞，郁久化火，火毒蕴伏于营血，窜流肌表而成。

### (三)脾胃失和

由于饮食不节，过食腥物动风之品，致脾胃不和，气滞不畅，湿热内蕴，郁结皮肤而发。

此外，少数患者因调治不当，兼感毒邪，热毒流窜，入于营血，造成气血两燔，耗伤阴血之证。病久则经络阻隔，气血凝滞，故皮损厚硬。

## 二、临床表现

根据银屑病的临床特征，一般分为寻常型、脓疱型、关节病型及红皮病型四种类型。

### （一）寻常型银屑病

此型最为常见，约占96%。本型银屑病大多急性发病，患者自觉有不同程度的瘙痒。

1.体征

(1)基本损害初起为炎性红色丘疹或斑丘疹，约粟粒至绿豆大小，以后可逐渐扩大或融合成为棕红色斑块，边界清楚，周围有炎性红晕，基底浸润明显，上覆多层干燥的银白色鳞屑，鳞屑在急性损害较少，慢性损害较多，在损害的中央部分鳞屑附着较牢固。轻轻刮除表面鳞屑，其下为一层淡红发亮的半透明薄膜，此即表皮内棘细胞层，称薄膜现象。再轻刮薄膜，则到达真皮乳头层的顶部，此处的毛细血管被刮破，故出现散在小出血点，呈露珠状，称点状出血现象。白色鳞屑、发亮薄膜、点状出血是本病的三大主要临床特征。

(2)在病情发展过程中，皮损可表现为多种形态：①滴状银屑病或点状银屑病，表现为粟粒至绿豆大小的丘疹，呈点滴状散布全身；②钱币状银屑病，皮损较大，呈圆形扁平斑片状，状如钱币；③地图状银屑病，损害继续扩大，互相融合，形成大片和规则地图状损害。④环状或回状银屑病，表现为损害逐渐扩大而中央消退的环状，或迂回弯曲状如脑回；⑤带状银屑病或蛇形银屑病，皮损分布呈带状或蜿蜒如蛇形；⑥泛发性银屑病，皮损数目较多，分布范围较广，可波及全身；⑦脂溢性皮炎样银屑病，多发生于头皮、眉和耳部，具脂溢性皮炎和本病的特征；⑧蛎壳状银屑病，少数患者皮损表现为糜烂和渗出，如浸润性湿疹状，干燥后形成污褐色鳞屑和结痂，并重叠堆积，状如蛎壳；⑨慢性肥厚性银屑病，反复发作及经过多种治疗的患者，皮损呈肥厚性，黯红色，鳞屑少而薄，且互相融合为片状，似皮革或苔藓样变，多发于胫前，像慢性湿疹；⑩疣状银屑病，少数患者皮损表面形成扁平赘疣状者。

(3)皮损可发生于全身各处，尤以头皮和四肢伸侧多见，指甲和黏膜亦可累及，少数可见于腋窝及腹股沟等皮肤皱襞部，掌跖部较少发病。通常对称分布，也有局限于某一部位者。部位不同其皮损表现亦不相同。①头皮：皮损为边界清楚，上覆较厚鳞屑的红斑，可融合成片，甚至满布头皮，鳞屑表面由于皮脂及灰尘相互混杂而呈污黄或灰黄色，剥除后其间仍为银白色；皮损处毛发由于厚积的鳞屑紧缩而成束状，状如毛笔，但毛发正常，无折断脱落，无秃发。②颜面：大多表现为一般点滴状或指甲大小浸润性红色丘疹或红斑，或呈脂溢性皮炎样，或呈蝶状，似红斑狼疮，因每天洗脸，故鳞屑不厚，为薄屑或无屑。③皱襞：少数患者发生于腋窝、乳房下、腹股沟及会阴等皱襞部位，皮损为界清的炎性红斑，无鳞屑，多因患部潮湿多汗及摩擦，皮损表面湿润呈湿疹样改变。④掌跖：较少见，常与身体其他部位同时发生，亦可独见于掌跖，表现为界清的角化斑片，中央厚，边缘薄，上覆白色或灰白色鳞屑，或为大小不一、边缘清楚的脱屑损害，可因皮损较厚而引起皲裂。⑤黏膜：比较少见，约占 10.38%，多发生于龟头和包皮内面，口腔及眼结合膜等处亦可发生，龟头和包皮内侧多表现为界清的红色斑片，无鳞屑，口唇可有银白色鳞屑，颊黏膜及上腭则有灰黄色或白色的环形斑片。黏膜银屑病可早发，但大多在身体他处亦可见银屑病损害。⑥指(趾)甲：大约 50%的患者同时具有指(趾)甲损害，尤其是脓疱型银屑病患者。常见的损害是甲板上有点状凹陷，甲板不平，失去光泽，同时可有纵嵴、横沟、混浊、肥厚、游离端与甲床剥离或整个甲板畸形甚至缺如，少数呈甲癣样改变。

3.按病情的发展分为三期

(1)进行期：为急性发作阶段，此期新疹不断出现，旧疹不断扩大，鳞屑厚积，炎症明显，痒感较著。在此阶段，患者皮肤敏感性增高，如外伤、摩擦、注射或针刺正常皮肤后，可在该处发生银屑病样皮损，称为“同形反应”，又称人工银屑病。

(2)静止期：此期炎症停止发展，基本无新疹出现，旧疹亦不消退，病情处于静止状态。

(3)退行期：炎症浸润逐渐消退，鳞屑减少，皮疹缩小变平，红色变淡，最后遗留暂时性色素减退或色素沉着斑，而达临床痊愈。

4.重度寻常型银屑病的诊断标准

10 分制规则，即 BSA(体表受累面积)＞10%(患者 10 只手掌面积)，或 PASI(银屑病体表受累面积和严重程度指数)＞10%，或 DLQI(皮肤病生活质量指数)＞10。

### (二)脓疱型银屑病

临床较少见，一般可分泛发性及掌跖脓疱型银屑病两类。

1.泛发性脓疱型银屑病

(1)症状。①前驱期症状:在发脓疱前1～2天可有发热、乏力、关节痛和烧灼感等。②典型症状:大多急性发病,在数周内可泛发全身,发疹期可一直有发热,关节痛和肿胀,全身不适等全身症状。

(2)体征:①在银屑病的基本损害上出现密集的针头至粟粒大小的浅在无菌性小脓疱,上覆不典型的鳞屑,脓疱迅速增多成为大片环形红斑,边缘常有较多小脓疱,脓疱可融合成1～2 cm直径的“脓湖”。脓疱数天后干燥脱屑,其下又再发新的脓疱。②皮疹可发于全身,而以四肢屈侧及皱襞部多见,也有先发于掌跖而后延及全身者。口腔颊黏膜亦可发生簇集性小脓疱;指(趾)甲可出现萎缩、碎裂或溶解,甲床亦可有小脓疱;患者常见沟状舌。

2.掌跖脓疱型银屑病

(1)症状。①前驱期症状:患者常感低热、头痛、食欲缺乏、全身不适等。②典型症状:皮损有疼痛和瘙痒。

(2)体征:①损害为对称性红斑,斑上出现许多针头至粟粒大小脓疱,疱壁不易破裂,一般1周后即可自行干燥,结褐色痂,痂脱后有小片鳞屑,剥除后出现小出血点,鳞屑下又可出现成群的新脓疱,故在同一斑块上可见脓疱和结痂,指(趾)甲常被侵犯,致变形、混浊、肥厚及不规则的嵴状隆起,严重时甲下可有脓液积聚,常伴沟状舌。②皮损对称发生,多见于掌跖,也可扩展到指(趾)背侧,身体其他部位也常见银屑病皮损。

### (三)关节病型银屑病

关节病型银屑病又名银屑病性关节炎。银屑病在关节炎患者中较为常见,比正常人多2～3倍;而关节炎在银屑病患者中也较普遍,据有关统计,其发生率约为6.8%,远远高于非银屑患者群中关节炎的发病率。本型常继发于寻常型银屑病或多次反复恶化后,亦可先有关节症状或与脓疱型及红皮病型银屑病同时存在。关节症状与银屑病皮损呈平行关系。

分类:①末端型:非对称性,手足部位一些末端指(趾)关节间受累;非对称性的小关节性关节炎。②附着点型:韧带与骨连接处炎症。③伴有骨质侵蚀的残毁性银屑病关节炎型,最后导致骨质溶解或关节强直。④中轴型:特别是骶髂部、髋部、颈椎部发生强直性脊柱炎。

可伴发内脏损害,如风湿性心脏病,眼结膜炎,肝脾淋巴结肿大,溃疡性结肠炎,肾炎等;约80%伴有指(趾)甲损害。

### (四)红皮病型银屑病

红皮病型银屑病约占银屑病中的0.98%,常见于寻常型银屑病治疗不当或脓疱型银屑病消退后,也有初发即为该型表现者,但较罕见。

1.症状

(1)自觉不同程度瘙痒,反复发作,病程漫长。

(2)伴发热、畏寒、头痛、不适等全身症状。

2.体征

(1)表现为剥脱性皮炎,可累及全身,初起在原发皮损部位出现潮红,迅速扩大,最终全身皮肤呈弥漫性红色或黯红色,炎性浸润明显,上覆大量麸皮样鳞屑,不断脱落,其间常伴小片正常"皮岛";发生于手足者,常见整片的角质剥脱。此时,银屑病的典型特征银白色鳞屑、点状出血等往往消失,但愈后常可见小片寻常型银屑病皮损;指(趾)甲亦受累变形、肥厚、混浊,甚至剥离而脱落。

(2)口腔、咽部、鼻腔黏膜及眼结合膜均充血发红,可有全身各处浅表淋巴结肿大。

本型是一种少见的严重银屑病,病情顽固,常数月或数年不愈,治愈后容易复发。

## 三、实验室和其他辅助检查

### (一)血常规检查

脓疱型银屑病及红皮病型银屑病白细胞计数增高。

### (二)生化检查

银屑病患者大多有甘油三酯和胆固醇的增高,脓疱型银屑病血沉增快,可有低蛋白血症及低钙血症;关节病型银屑病类风湿因子阴性,血沉增快。

### (三)X线检查

关节病型银屑病受累关节边缘有轻度肥大性改变,无普遍脱钙;部分病例X线检查呈类风湿关节炎的骨关节破坏。

### (四)病理组织学检查

1.寻常型银屑病

主要为显著角化不全,伴有角化过度,角质层内或其下方可见Munro微脓肿,为中性粒细胞由真皮乳头层上端毛细血管向表皮游走所致。颗粒层变薄或消失；棘层增厚，表皮突延长，真皮乳头部呈杵状向上延长，其顶端棘层变薄，颗粒层变薄或消失，真皮乳头层毛细血管扩张充血，周围淋巴细胞浸润。

2.脓疱型银屑病

其病理改变基本与寻常型银屑病相同，但棘层上部出现海绵状脓疱，疱内主要为中性粒细胞，真皮浅层血管扩张，周围有淋巴细胞和组织细胞及少量中性粒细胞浸润。

3.红皮病型银屑病

除银屑病的基本病理特征外，其改变类似慢性皮炎。有显著角化不全，颗粒层变薄或消失，棘层肥厚，表皮层延长，有明显细胞内和细胞间水肿，但无水疱，真皮上部水肿，血管扩张充血，血管周围早期有中性粒细胞和淋巴细胞浸润。晚期多为淋巴细胞、组织细胞及浆细胞浸润。

## 四、诊断要点

### （一）寻常型银屑病

1.临床特点

（1）典型皮损：边界清，形态大小不一的红斑，稍有浸润增厚，红斑表面上覆多层银白色鳞屑，刮除鳞屑，见一层淡红半透明薄膜，即“薄膜现象”，再刮除薄膜，可见小出血点，称“点状出血现象”。进行期，常在外伤或针孔处出现新皮损，称“同形反应”。

（2）头皮皮损出现点状凹陷似顶针样，变形、肥厚，失去光泽。皮肤皱襞部位易造成浸渍皲裂。

（3）皮损以头皮、躯干及四肢伸侧为主，黏膜如口腔、龟头损害较轻。

（4）初发多为青壮年，病程慢性，有一定季节性，冬重夏轻，可反复发生，亦有终身不愈者。

2.病程分三期

进行期：急性发作阶段，伴“同形反应”；静止期：皮损稳定，旧疹不消，无新发疹；退行期：皮损减少，变薄，逐渐消退，留色素减退或色素沉着斑。

3.组织病理改变

组织病理改变主要为显著角化不全，可见 Munro 脓肿，颗粒层变薄或消失，棘层肥厚，表皮突延长，深入真皮。真皮乳头呈杵状向表皮内上伸，真皮浅层血管周围淋巴细胞浸润。

**(二)脓疱型银屑病**

1.临床特点

皮损特点:在寻常型银屑病基础上出现浅表的无菌性脓疱,可融合成“脓湖”。皮损可泛发全身亦可局限于掌跖,口腔黏膜亦可累及,常见沟纹舌。伴发热,寒战,关节肿胀等全身症状。实验室检查:白细胞计数增高,血沉增快,可有低蛋白血症及低钙血症。

2.组织病理改变

表皮内海绵状脓疱,疱内多数为中性粒细胞。脓疱多位于棘细胞上层,真皮浅层血管扩张,周围有淋巴细胞和组织细胞及少量中性粒细胞浸润。

**(三)关节病型银屑病**

(1)典型的关节改变,多侵犯远端指(趾)间关节,常不对称,发生类风湿关节炎样损害,关节红肿、疼痛、变形及功能障碍。

(2)常与寻常型银屑病或脓疱型银屑病同时存在,多见于男性,病程迁延,关节炎随银屑病皮损的轻重而变化。

(3)实验室检查类风湿因子阴性,血沉增快,X 线检查见类似风湿关节炎的骨关节破坏。

**(四)红皮病型银屑病**

(1)银屑病活动期治疗方法不当或脓疱型消退过程中可转为本型。

(2)表现全身皮肤弥漫性潮红、肿胀和脱屑,在潮红斑浸润中,可见片状正常“皮岛”为本病特点之一。

(3)伴发热、畏寒、头痛及关节痛等不适,浅表淋巴结肿大。血白细胞可升高。

(4)本型病情顽固,愈后易复发。治愈后只见典型的银屑病损害。

## 五、鉴别诊断

急性点滴型银屑病需与斑丘疹性药疹、二期梅毒疹、玫瑰糠疹等相鉴别;地图斑块型银屑病需与体癣、蕈样肉芽肿相鉴别;头皮银屑病需与脂溢性皮炎、头癣、石棉糠疹等相鉴别;甲银屑病需与甲癣相鉴别;掌跖脓疱病需与手足癣合并感染、汗疱疹合并感染、接触性皮炎、单纯疱疹相鉴别;泛发性急性脓疱型银屑病需与泛发性脓疱性药疹、泛发性单纯疱疹病毒(HSV)感染和合并的双重感染相鉴别;关节病型银屑病需与类风湿关节炎、强直性脊柱炎、肠病性关节炎、Reiter

综合征相鉴别;红皮病型银屑病需与毛发红糠疹、特应性皮炎和湿疹、皮肤T细胞淋巴瘤等引起的红皮病相鉴别。

## 六、治疗

临床治疗本病,多结合实际临床表现与分型分期,采取多种治疗手段内外合治。

### (一)内治法

#### 1.辨证论治

寻常型银屑病的早期、进行期或急性复发期,以及脓疱型和红皮病型银屑病以血热为主,可表现为风热、湿热、火毒等实证;寻常型银屑病静止期迁延日久以血瘀为多,消退期以血虚风燥证多见;关节病型银屑病常表现为风湿寒痹证或脾肾阳虚证。

(1)风热血热:常见于寻常型进行期。

证候特点:皮损不断增多,自觉瘙痒,常于夏季加重,伴有怕热,小便黄赤,大便干结。舌红,苔薄黄,脉滑数。

治法:疏风消热,凉血化斑。

推荐方剂:消风散合犀角地黄汤加减。

基本处方:荆芥10 g,防风10 g,牛蒡子15 g,蝉蜕5 g,苦参15 g,川木通10 g,知母10 g,石膏30 g,生地黄15 g,水牛角50 g,赤芍15 g,牡丹皮10 g,甘草5 g。每天1剂,水煎服。

加减法:咽喉疼痛者加大青叶15 g、浙贝母15 g以利咽解毒;大便秘结者加大黄(后下)10 g、厚朴15 g、枳实15 g以通腑泄热。

(2)血虚风燥:常见于寻常型消退期。

证候特点:病情迁延日久,皮疹有苔藓样变,皮肤干燥、肥厚。在关节伸侧可有皲裂,疼痛,可伴头晕眼花、面色㿠白,舌淡苔薄,脉濡细。

治法:养血祛风润燥。

推荐方剂:养血祛风润肤汤加减。

基本处方:当归15 g,熟地黄15 g,天门冬10 g,麦门冬10 g,黄芩10 g,生黄芪20 g,桃仁10 g,红花6 g,天花粉10 g,甘草5 g。每天1剂,水煎服。

加减法:心烦失眠者加酸枣仁12 g、夜交藤15 g以养心安神;口干咽燥者去生黄芪,加石膏(先煎)30 g、知母15 g以清热生津除烦。

(3)湿热蕴结:多见脓疱型或红皮病型。

证候特点：多发于腋窝、腹股沟等皱襞部位，红斑糜烂，浸渍流滋，瘙痒，或掌跖部有脓疱，多阴雨季节加重，伴胸闷纳呆，神疲乏力，下肢沉重，或带下增多，色黄，苔薄黄腻，脉濡滑。

治法：清热利湿。

推荐方剂：萆薢渗湿汤加减。

基本处方：萆薢 10 g，薏苡仁 10 g，黄柏 10 g，牡丹皮 10 g，泽泻 15 g，滑石 10 g，赤芍 15 g，川木通 10 g，车前子 30 g，甘草 5 g。每天 1 剂，水煎服。

加减法：对于皮损广泛、脓疱较多者，可加蒲公英 30 g、土茯苓 30 g、忍冬藤 30 g 等清热解毒。

(4)火毒炽盛：多见于红皮病或脓疱型。

证候特点：全身皮肤发红，或呈黯红色，甚则稍有肿胀，鳞屑较少，皮肤灼热，或密布小脓疱。伴壮热口渴，便干溲赤，舌红绛，苔薄，脉弦滑数。

治法：清热解毒凉血。

推荐方剂：黄连解毒汤合五味消毒饮加减。

基本处方：黄连 5 g，黄柏 10 g，黄芩 12 g，栀子 10 g，蒲公英 20 g，金银花 10 g，野菊花 15 g，天葵子 10 g，紫花地丁 10 g，甘草 5 g。每天 1 剂，水煎服。

加减法：壮热、神昏、烦躁者加服安宫牛黄丸或至宝丹以通窍清热解毒；大便秘结者加大黄(后下)10 g、芒硝(冲服)10 g 以通腑泄热。

(5)血瘀：常见于寻常型静止期迁延日久者。

证候特点：病程较长，反复发作，经年不愈，皮损紫黯或色素沉着，鳞屑较厚，有的呈蛎壳状，或伴有关节活动不利，舌有瘀斑，苔薄，脉细涩。

治法：活血化瘀，养血润燥。

推荐方剂：桃红四物汤加减。

基本处方：桃仁 10 g，红花 6 g，熟地黄 15 g，当归 12 g，赤芍 10 g，川芎 15 g，丹参 15 g，甘草 5 g。每天 1 剂，水煎服。

加减法：皮损色紫黯，病情严重，血瘀较甚者酌加三棱 10 g、莪术 10 g 等破血之品。

(6)风湿寒痹：多见关节病型初起。

证候特点：皮疹红斑不鲜，鳞屑色白较厚，抓之易脱，常冬季加重或复发，夏季减轻或消失。伴畏冷，关节酸楚或疼痛，瘙痒不甚，苔薄白，脉濡滑。

治法：疏风散寒，和营通络。

推荐方剂：桂枝汤加减。

基本处方：桂枝 10 g，白芍 10 g，炙甘草 5 g，生姜 3 片，大枣 10 枚，苍耳子 10 g，白芷 10 g，白鲜皮 20 g，地肤子 10 g，当归 15 g。每天 1 剂，水煎服。

加减法：如有关节畸形、功能障碍者，可去白芷、牛蒡子等解表之品，加羌活 10 g、独活 10 g、桑寄生 15 g、桑枝 30 g、秦艽 15 g、威灵仙 15 g 以祛除风湿，活络通经。

(7)脾肾阳虚：多见关节病型日久。

证候特点：病久不愈，皮损为淡红色或黯红色浸润斑片，鳞屑干燥，关节受累日久，肿痛变形，功能障碍，爪甲增厚，灰暗无光泽；伴神疲乏力，腰膝酸软，舌质淡嫩，苔薄，脉沉细。

治法：温阳化瘀、健脾补肾。

推荐方剂：附子理中汤合济生肾气丸加减。

基本处方：附子 10 g，党参 15 g，白术 10 g，干姜 10 g，菟丝子 15 g，炙甘草 5 g，山药 15 g，茯苓 15 g，丹参 30 g，黄芪 15 g，白花蛇舌草 30 g。每天 1 剂，水煎服。

加减法：脾阳虚重者加人参 10 g 以温中回阳，补脾益气；肾阳虚重者加鹿茸(另炖)3 g、巴戟天 15 g 以壮肾阳，益肾阴。

2.中成药

(1)复方青黛丸：功效清热解毒，活血凉血，消斑化瘀，祛风止痒。尤适于寻常型银屑病进行期。每天 3 次，每次 6 g。

(2)靛玉红片：为青黛的提取物，疗效与复方青黛丸一致。每次 25 mg 或 50 mg，每天 4 次。

(3)雷公藤制剂：适用于各型银屑病。雷公藤片，每次 3～4 片，每天 3 次；三藤糖浆(雷公藤、红藤、鸡血藤)每次 10 mL，每天 3 次；雷公藤总甙片，每次 1 片，每天 3 次；雷公藤总甙，成人每天服 40～60 mg，饭后口服。

(4)抗银片：适用于各型银屑病。每次 2 片，每天 3 次，饭后吞服。

(5)当归片：与地龙片配合应用，适用于银屑病血瘀证患者。每次各 5 片，每天 2 次。

(6)复方山豆根片：可改善真皮血管扩张，控制感染灶，使表皮增殖减慢。成人每次 6～8 片，每天 3 次。

**(二)外治法**

1.外用药物

本病寻常型进行期、脓疱型、红皮病型可用安抚保护剂，如小檗碱、黄柏、青黛膏或调麻油等外搽患处,每天 3 次。寻常型静止期或消退期,可用一扫光药膏、10%硫黄软膏或疯油膏任一种外搽,每天 2～3 次。药浴疗法,药用侧柏叶、楮桃叶、艾叶、枫球、千里光、黄柏、地骨皮、狼毒及白鲜皮各 30 g,煎水浴洗,每天 1 次。

2.毫针治疗

主穴:大椎、肺俞、曲池、合谷、血海、三阴交。配穴:头面部配风池、迎香,上肢配支沟,下肢配足三里、丰隆。手法:平补平泻。每 10 次为 1 个疗程。

3.艾灸疗法

将艾条一端点燃,在距离患处皮肤 1 寸左右灸局部,以灼热不痛,灸至皮肤红晕为度,每天1～2 次,每次 15～20 分钟,10 次为 1 个疗程。

4.耳针治疗

主穴:肺俞、神门、内分泌;配穴:心、大肠。留针 20～30 分钟,隔天 1 次,10 次为 1 个疗程。

5.水针治疗

主穴:肺俞;配穴:足三里、曲池。方法:在所选穴位上常规消毒后选用适宜的注射器,准确进针至一定深度,回抽无血即可推进药液或自身血液。

6.皮肤针治疗

用右手持针柄均匀有力地弹叩皮损,先轻后重,至皮肤潮红或微量出血为度。隔天 1 次,10 次为 1 个疗程。

7.放血疗法

取患者第一至第十二胸椎两侧各旁开 0.5～1.5 寸处摩擦数次,充分暴露反应点,常规消毒,以三棱针挑破皮肤,挤出血 1～2 滴,以消毒棉签擦去血液,隔天 1 次,1 周为 1 个疗程。

8.穴位注射

主穴:肺俞;配穴:曲池、足三里。常用药为当归注射液,7～10 天为 1 个疗程,疗程间隔 1 周。

9.埋线疗法

取穴以背部为主,配用四肢穴位。方法:穴位皮肤常规消毒,做普鲁卡因埋线点局麻,将三角针穿线后用热盐水清洗,第一次从大椎穴进针至第三胸椎棘突出针;第二次从第四胸椎棘突进针至第七胸椎棘突出针;第三次从第九胸椎棘突进针至第十一胸椎棘突出针;第四次从大杼穴进针经风门、肺俞、膈俞,剪断肠线,针口消毒后用 2 cm 纱布固定。

10.拔罐疗法

主穴:大椎、陶道、双侧肝俞或脾俞;配穴:曲池、三阴交。隔天1次,15次为1个疗程。

## 第七节 痤 疮

痤疮是一种与性腺内分泌功能失调有关的毛囊、皮脂腺慢性炎症性皮肤病。好发于青少年颜面部位,临床上以面部的粉刺、丘疹、脓疱或结节、囊肿为特征,易反复发作。

痤疮是常见多发病。据有关文献报道,该病在人群中的发病率为20%~24%。本病在青春发育期人群中的发病率更高,占30%~50%。国外文献报道甚至高达90%。一般男性的比例略高于女性,但在门诊患者中是以女性患者为多,这与女性比较注重面部美容有关。由于痤疮主要发生于颜面部,有损容貌,所以随着人们生活水平的提高,痤疮的防治已日益受到重视。

痤疮相当于中医学的"肺风粉刺"。

### 一、病因病机

中医认为肺风粉刺主要是由于先天素体肾阴不足,相火天癸过旺,加之后天饮食生活失调,肺胃火热上蒸头面,血热郁滞而成。

#### (一)肾阴不足

肾为先天之本,藏精,主人之生长发育与生殖。其中由肾产生的天癸是直接影响人生长发育与生殖功能的物质,如《素问·上古天真论篇》说:"女子七岁,肾气盛,齿更,发长;二七而天癸至,任脉通,太冲脉盛,月事以时下,故有子……七七任脉虚,太冲脉衰少,天癸竭,地道不通,故形坏而无子也。丈夫八岁,肾气实,发长齿更;二八,肾气盛,天癸至,精气溢泻,阴阳和,故能有子……七八,肝气衰,筋不能动,天癸竭,精少,肾脏衰,形体皆极。"若素体肾阴不足,肾之阴阳平衡失调,会导致女子二七和男子二八时相火亢盛,天癸过旺,过早发育,面生粉刺。因而肾阴不足,肾之阴阳平衡失调,天癸相火过旺是肺风粉刺发生的最主要原因。

### (二)肺胃血热

面部皮肤主要由肺经和胃经所司。《素问·五脏生成篇》说:"肺之合皮也,其荣毛也"。在五行理论中,肺属金,肾属水,若素体肾阴不足,不能上滋于肺,可致肺阴不足。另外肺与大肠相表里,若饮食不节,过食膏粱厚味,大肠积热,上蒸于肺胃。合而致使肺胃血热,脸生粉刺,出现丘疹、脓疱。

### (三)痰瘀互结

肾阴不足,肺胃血热,日久煎熬津液为痰;阴虚血行不畅为瘀,痰瘀互结于脸部而出现结节、囊肿和瘢痕。

### (四)冲任不调

肾阴不足,肝失疏泄,可使女子冲任不调。冲为血海,任主胞宫,冲任不调,则血海不能按时充盈,以致月事紊乱和月事前后面部粉刺增多加重。

## 二、临床表现

痤疮主要发生于青春期男女面部的前额、脸颊或下颌、口周,亦可见于胸背和上臂。近年随着社会的进步和人们生活水平的提高,饮食结构的改变,工作学习压力的增大,生活节奏的加快以及空气环境的污染,患痤疮的患者日益增多,其发病年龄已向少年化和中年化发展。也就是说,目前痤疮的发病年龄不仅局限于青春期,许多过早发育的少年儿童和青春期过后的中年男女患痤疮的也越来越多。

痤疮初起多为细小的黑头或白头粉刺,可挤出豆渣样的皮脂。亦有初起为皮色或红色小丘疹。继而发展为小脓疱或小结节。严重者可形成脓肿、囊肿或蜂窝织炎并伴有疼痛。部分皮脂溢出过多的患者伴有红斑、油腻、瘙痒等脂溢性皮炎的表现。反复发作者,继发凹凸不平的瘢痕和色素沉着。女性患者常伴有月经不调和月经前后皮疹增多加重。部分女性痤疮患者伴有四肢或乳晕多毛症。严重痤疮的女性患者如果合并多毛症、月经不调、月经量少,要注意卵巢和性腺的器质性病变。

## 三、实验室和其他辅助检查

### (一)螨虫检查

部分患者取皮损处的皮脂或分泌物直接镜检可查到螨虫。

### (二)糠秕孢子菌检查

直接涂片镜检或培养,部分患者可查到糠秕孢子菌。

### (三)细菌学检查

部分患者可分离出痤疮棒状杆菌和表皮葡萄球菌。

## 四、诊断要点

根据青少年发病年龄,好发于颜面及上胸背部位,有粉刺、丘疹或伴有结节、囊肿、脓疱、瘢痕可诊断为痤疮。

## 五、治疗

根据痤疮的病因病机和主要证型,本病中医治疗总的法则是:滋阴泻火,清肺解毒,凉血活血,调理冲任。在治疗方法上应内治和外治相结合,内外合治,标本兼顾,才能达到较好的治疗效果。对于严重的痤疮,采用中西医结合的方法治疗,可明显提高疗效。

### (一)内治法

1.辨证治疗

根据痤疮发病时间的长短、皮疹形态和性别的不同,一般可分为阴虚内热、瘀热痰结、冲任不调三个证型进行治疗。其中阴虚内热是痤疮的基本证型,瘀热痰结、冲任不调大多数是由阴虚内热证演变而成。

(1)阴虚内热。

证候特点:面部皮疹以红色或皮色粉刺丘疹为主,或伴有小脓疱、小结节。口干,心烦,失眠多梦,大便干结,小便短赤。舌红少苔或薄黄苔,脉数或细数。

治法:滋阴泻火,清肺凉血。

推荐方剂:消痤汤。

基本处方:女贞子 15 g,旱莲草 15 g,知母 12 g,黄柏 12 g,鱼腥草 20 g,蒲公英 15 g,连翘15 g,生地黄 15 g,丹参 25 g,甘草 5 g。每天 1 剂,水煎服。

加减法:大便秘结加大黄 10 g(后下)、枳实 12 g 通腑泄热;大便稀烂不畅,舌苔厚浊去生地黄,加土茯苓 15 g、茵陈蒿 20 g 利湿清热解毒;失眠多梦加合欢皮 15 g、茯神 20 g 宁心安神;肺胃火热盛者加生石膏 20 g(先煎)、地骨皮 15 g 清泻肺胃之火。

(2)瘀热痰结。

证候特点:面部皮损以红色或黯红结节、囊肿和凹凸不平的瘢痕为主,或伴有小脓疱、粉刺和色素沉着。舌红或黯红有瘀点,苔薄黄,脉弦滑或细涩。

治法:养阴清热,化瘀散结。

推荐方剂:桃红四物汤合消痤汤加减。

基本处方:生地黄 15 g,桃仁 15 g,红花 5 g,赤芍 15 g,丹参 30 g,女贞子 15 g,旱莲草 15 g,鱼腥草 15 g,蒲公英 15 g,郁金 15 g,甘草 5 g。每天 1 剂,水煎服。

加减法:囊肿脓血多者加皂角刺 12 g、白芷 10 g 消肿排脓;结节严重伴疼痛加玄参 20 g、浙贝母 12 g 清热解毒散结;瘢痕明显,重用丹参至 50 g 以加强活血化瘀之功效。

(3)冲任不调。

证候特点:本证见于女子,面部肺风粉刺的发生和轻重与月经周期有明显关系。月经前面部皮疹明显增多加重,月经后皮疹减少减轻。或伴有月经不调,月经量少,经前心烦易怒,乳房胀痛不适。舌红苔薄黄,脉弦细数。

治法:养阴清热,调理冲任。

推荐方剂:柴胡疏肝汤合消痤汤加减。

基本处方:柴胡 12 g,郁金 15 g,白芍 15 g,女贞子 15 g,旱莲草 15 g,鱼腥草 15 g,蒲公英15 g,丹参 15 g,山楂 15 g,甘草 5 g。每天 1 剂,水煎服。

加减法:月经后期不至,乳房胀痛,小腹隐痛加香附 15 g、王不留行籽 12 g 通经止痛;月经先期或月经来潮期间去丹参,加益母草 25 g、香附 15 g 调经清热。

2.中成药

(1)丹参酮胶囊:功效抗菌消炎,用于痤疮、扁桃体炎、疖肿,口服,一次 4 粒,一天 3～4 次。

(2)众生丸:功效清热解毒,活血凉血,消炎止痛,用于急慢性咽喉炎,疮毒等症。口服,一次 4～6 丸,一天 3 次。外用捣碎,用冷开水调匀,涂在患处。

(3)逍遥丸:功效疏肝清热,健脾养血,用于两胁胀痛,心烦易怒,倦怠食少,月经不调,口服一次 6 g,一天 2 次。

(4)知柏地黄丸:功效滋阴降火,用于阴虚火旺,潮热盗汗,口干咽痛,耳鸣遗精,小便短赤。一次 9 g,分次温水送服,一天 2 次。

**(二)外治法**

(1)用 2%氯霉素(或甲硝唑)三黄洗剂外搽皮损。

(2)中药面膜:用消痤散或其他具有清热解毒、凉血消斑的中药散剂加少许蜂蜜调成糊状，均匀涂敷在面部有痤疮部位20～30分钟，每天或隔天1次。炎症明显者加用苦瓜汁调药散；色素沉着明显者加用西红柿汁调药散。

(3)四黄膏：外敷局部，用于严重的肺风粉刺伴有较大红色结节和囊肿者。

(4)清粉刺法：多黑头白头粉刺者局部用75%乙醇消毒后，先以粉刺针沿毛孔口将粉刺穿破，然后用粉刺挤压器将粉刺内容物挤出。

(5)中药倒模：是将药物和物理疗法混合应用的一种综合治疗方法。先用洗面奶清洁脸部，再用离子喷雾器喷雾脸部并按摩，然后在皮损范围涂上糊状药膜，用脱脂棉将眼、鼻、口和胡须部位遮盖好，再将石膏粉用水调成糊状立即倒盖于脸部(注意露出鼻孔和口)，待石膏由软变硬，由热慢慢变凉，即可起模取下石膏。注意痤疮炎症明显者不宜用。

(6)切开排脓或大号针头抽脓血：用于严重肺风粉刺伴有脓肿明显者。

(7)金粟兰酊：外搽，用于继发性的黯红瘢痕。

(8)针刺疗法。局部取穴：下关、颊车、攒竹；全身取穴：足三里、合谷、丰隆、三阴交，留针半小时。

(9)刺血疗法：用三棱针消毒后在耳前、耳后、内分泌穴、皮质下穴速刺出血，隔天1次，10次为1个疗程。

(10)穴位注射法：丹参注射液或鱼腥草注射液2 mL，分别选取双侧手三里、曲池、足三里或血海四组穴位各1 mL，交替使用进行穴位注射，隔天或三日1次，7次为1个疗程。

(11)自血疗法：对一些反复发作的肺风粉刺可用自身静脉血4 mL抽出后即刻肌内注射，隔天1次，10次为1个疗程。

(12)耳穴压豆法：主穴选取肺、内分泌、皮质下，将中药王不留行籽置于小块胶布中央，然后贴在穴位上，嘱患者每天按压穴位数次，每次10分钟，10天为1个疗程。

(13)耳穴埋针法：主穴取肺、膈、内分泌、皮质下，用皮内针埋入，每天按压数次，每次10分钟。

# 第八节 丹 毒

本病中西医同名，是由β型溶血性链球菌侵入皮肤或黏膜淋巴管引起的淋巴管和淋巴管周围组织的一种急性炎症。中医认为本病多由血分有热，火毒侵犯肌肤，搏结而成，或因肌肤黏膜破损染毒，毒邪乘隙而入，郁蒸血分所致。

## 一、诊断要点

(1)多见于夏秋季节，好发于颜面和小腿部。

(2)发病前常有畏寒、发热、头痛、骨酸、恶心等全身症状。

(3)病变主要在真皮层，初起皮肤出现境界分明的水肿性鲜红斑片，边缘稍凸起，表面紧张发亮，或有水疱，迅速向周围扩展，向外蔓延时，中央红色渐退为棕黄色，并有脱屑。自觉灼热、痒痛，触之皮温高，质硬，压痛，压之变色，伴局部淋巴结肿大，一般不化脓。病重体弱者，可发生丹毒内陷。

(4)发于下肢者，多因刺伤或脚癣染毒而来，易复发。若反复发作可造成下肢淋巴管闭塞形成象皮腿。

(5)实验室检查：血中白细胞总数增多，血沉加速，抗链球菌溶血素增高。

## 二、鉴别诊断

### (一)接触性皮炎

接触性皮炎有原发性刺激物或致敏物接触史，在接触部位，痒而不痛，多无发热、畏寒等全身症状。

### (二)类丹毒

类丹毒常发生于手部，与职业有关，范围小，来势慢，无明显全身症状

### (三)急性蜂窝织炎

炎症浸润较深，皮色紫红，中央隆起，边缘炎症较轻，境界不清，可软化破溃，愈后有瘢痕。

### (四)癣菌疹

癣菌疹皮损呈红斑样，但水肿不明显，常双侧发生，红肿显著而无压痛，缺乏

全身症状，癣病症状减轻或治愈后，症状亦随之消退。

### 三、中医治疗

#### (一)风热火炽型

主症：常发于头面、颈项、胳膊等处，红肿灼痛，重则双目合缝，不能睁开，伴口渴引饮，便结溲黄。舌红，苔薄黄，脉滑数。

治法：散风清热解毒。

方药：普济消毒饮加减：黄芩 15 g，黄连 12 g，连翘 15 g，牛蒡子 10 g，僵蚕10 g，升麻 10 g，桔梗 10 g，天花粉 10 g，板蓝根 20 g，马勃(包)10 g，甘草 6 g。

#### (二)脾经郁火型

主症：发于胸腹、腰背、胁肋、脐周等处，又名内发火丹。焮赤红肿，向四周扩展，可见部分水疱、大疱，伴发热，口苦咽干，胃纳欠佳，尿赤便秘。舌红，苔黄厚，脉弦数或滑数。

治法：清肝泄热，利湿解毒。

方药：柴胡清肝饮加减：柴胡 10 g，生地黄 15 g，当归 12 g，赤芍10 g，连翘10 g，焦栀子8 g，黄芩 10 g，赤小豆 20 g，生薏苡仁 20 g，天花粉 10 g，甘草 3 g。

#### (三)湿热毒蕴型

主症：发于下肢，皮损红肿焮热，痛如火燎，皮紧光亮，可见水疱，触痛明显不能履地，淋巴结肿大，并见口渴少饮，食欲缺乏，便结或溏、臭秽，小便黄。舌红，苔黄腻，脉滑数。

治法：清热利湿，活血通络。

方药：五神汤合萆薢渗湿汤加减：金银花 20 g，紫花地丁 15 g，黄柏 15 g，茯苓 15 g，牛膝12 g，车前子(包)10 g，萆薢 15 g，防己 10 g，泽泻 10 g，牡丹皮 12 g。

#### (四)毒热入营型

主症：红肿迅速蔓延，势如燎原，焮赤灼热，并见壮热神昏，谵语烦躁，头痛，恶心，呕吐，便秘溲赤。舌红绛，苔黄，脉洪数。

治法：清营凉血，解毒护心。

方药：犀角地黄汤加减：水牛角30 g，生地黄 5 g，金银花 20 g，牡丹皮 15 g，紫草 12 g，蝉蜕 6 g，赤芍 10 g，栀子 10 g，知母 10 g，生甘草 6 g再吞服紫雪丹 15 g。

**(五)胎火余毒型**

主症:患者多为小儿,皮肤肿赤,触之灼热烫手,甚则发生坏疽,兼有发热,烦躁不安或哭吵。舌红或红绛,脉数。

治法:清火解毒,凉血退斑。

方药:黄连解毒汤加味:黄连 3 g,黄柏 3 g,黄芩 5 g,栀子 5 g,水牛角 6 g,生地黄 3 g,赤芍3 g,牡丹皮 3 g,生甘草 3 g。

## 四、西药治疗

**(一)青霉素**

4 800 000～8 000 000 U 静脉滴注,一般疗程为 10～14 天,直至炎症完全消退后 3～5 天停用,以防复发。或者选用抗菌谱较广的第二或第三代头孢类抗生素。

**(二)重症丹毒**

重症者则给予必要的输液支持治疗和对症治疗。

**(三)治疗并发症**

有足癣者,应用克霉唑软膏或足光粉外用;下肢水肿者,可适当服用利尿药。

## 五、外治疗法

**(一)一般外治**

(1)初期红肿严重者,可外用玉露散、鲜金银花露调敷,亦可用 50%硫酸镁溶液湿敷,外用莫匹罗星、鱼石脂软膏;红肿减退或起水疱或肿胀日久不退可用金黄散或冲和散调敷,或用金黄膏、冲和膏外敷。

(2)若皮肤坏死,有积脓则应切开引流,并发象皮腿则行手术治疗。

**(二)外治验方**

(1)初期红肿甚,可外用玉露散、鲜金银花露调敷;红肿减退或起水疱或肿胀日久不退可用金黄散或冲和散调敷,或用金黄膏、冲和膏外敷。

(2)鲜马齿苋、仙人掌、芭蕉根、大青叶、冬青叶适量,任选 1 种或合而捣烂外敷患处。

(3)鲜鸭跖草 50 g,食醋 500 g。浸泡 1 小时后,用叶片外敷患部。

(4)大黄、马牙硝各 20 g。研末,茶水调敷,1 次/天。

(5)大黄、雄黄各等份,研末,鸡蛋清调敷;或蚯蚓 1 条,洗净加白糖适量,外涂局部。

(6)海桐皮 12 g,片姜黄 12 g,汉防己 12 g,莪术 12 g,蚕砂 12 g 或乌桕叶 60 g,鲜樟树叶60 g,松针60 g,生姜 30 g。切碎加水煎汤,先熏后洗,1 次/天,每次 20～30 分钟。

**(三)针灸治疗**

(1)针刺:取大椎、曲池、陷谷、委中为主穴,太阳、合谷、足三里为配穴。手法用泻法,并将委中放血,1 次/天,留针 15～30 分钟。

(2)耳针疗法:取神门、肾上腺、皮质下、枕部,每次任选 2～3 个穴位,针刺后留针30～60 分钟,有清热止痛之功。

(3)砭镰法:局部消毒后,以三棱针轻浅砭至皮肤放血,以泄热毒,减少张力。颜面丹毒者禁用。

**六、特殊疗法**

(1)小剂量放射线治疗,每次 0.5～1.0 Gy,每 2 周 1 次,共 3～4 次。适用于迁延性和复发性丹毒。

(2)紫外线及超短波治疗。

**七、调护宜忌**

(1)注意卧床休息,多饮开水。下肢丹毒者,应抬高患肢至 30°～40°。

(2)彻底治疗足癣、皮肤皲裂、鼻窦炎等原发感染灶,防止迁延和复发。

(3)如有皮肤破损,应及时治疗,防止感染。

(4)已形成象皮腿者,可用弹力护套缚扎,或用神灯(TDP)照射。

(5)衣被用具应消毒。

# 第九节 尖锐湿疣

尖锐湿疣又名性病疣,是由人乳头瘤病毒引起的皮肤黏膜良性赘生物。属中医"瘙瘊"的范畴。

**一、病因病机**

由于性滥交或房事不节,秽浊不洁,感受秽浊之毒,毒邪蕴聚,酿生湿热,湿热下注皮肤黏膜而发赘疣。

本病病原体为人乳头瘤病毒(HPV)的6、11、16、18型,主要经性接触传播,少数患者由污染的日用物品间接传播。

## 二、临床表现

### (一)皮损特点

损害初起为柔软淡红色小丘疹,逐渐增大增多,表面凹凸不平,湿润柔软呈乳头状,菜花状或鸡冠状,低温干燥的部位皮损呈扁平疣状。

### (二)好发部位

龟头、冠状沟、包皮内侧、包皮系带、尿道口及阴茎,肛周与直肠部、大小阴唇、宫颈、阴道、阴道口以及会阴、阴阜、腹股沟等部位。

### (三)潜伏期

1～8个月,平均3个月。常无明显自觉症状,可有轻微瘙痒、白带增多有臭味等表现。与生殖器癌发生的关系密切。

## 三、组织病理

可有角化不全,棘层肥厚,表皮突呈乳头瘤样增生。颗粒层和棘层上部细胞有明显空泡形成,空泡细胞大、胞浆颜色淡,中央的核大而圆着色深。真皮水肿,毛细血管扩张,周围炎细胞浸润明显。

## 四、诊断与鉴别诊断

根据治疣史、皮损特点结合病理学或PCR检查结果不难诊断,但应与生殖器鳞癌、扁平湿疣、生殖器鲍温样丘疹病、假性湿疣、阴茎珍珠状丘疹等鉴别。

### (一)生殖器鳞癌

患者常为40岁以上,无不洁性交史,损害质坚易出血,常形成溃疡,结合组织病程易于鉴别。

### (二)扁平湿疣

扁平湿疣为二期梅毒疹,发生于生殖器为肥厚性斑块,表面扁平糜烂,可有密集颗粒呈乳头状、菜花状、基底宽,暗视野可查出梅毒螺旋体,梅毒血清反应强阳性。

(三)生殖器鲍温样丘疹病

生殖器鲍温样丘疹病为多发性红褐色小丘疹,可融合成斑块,分布于龟头、阴茎干、女性肛周与阴唇等处。见于 40 岁以下性活跃人群,可自行消退,组织病理可以区别。

(四)假性湿疣

假性湿疣多发生于小阴唇,尤其慢小阴唇内侧、阴道前庭,呈对称密集分布的白色或淡红色小丘疹,表面光滑,偶有瘙痒,组织病理无空泡化现象。

(五)阴茎珍珠状丘疹

阴茎珍珠状丘疹为环绕阴茎冠状沟的小珍珠状丘疹,呈圆锥状、球状或不规则形,沿冠状沟排列成一行或数行,互不融合,无自觉症状。

五、辨证

(一)湿毒下注

赘生物色灰褐或淡红,质地软,表面秽浊潮湿,触之易出血,恶臭。小便色黄或不畅。苔黄腻,脉滑或弦数。

(二)火毒炽盛

赘生物淡红色,易出血,表面有大量秽浊黄白分泌物,恶臭,瘙痒,疼痛。小便色黄而少,口渴欲饮,大便干结。舌红,苔黄,脉滑数。

六、治疗

(一)中医治疗

1.湿毒下注证型

治宜利湿化浊,清热解毒,方用萆薢 10 g,归尾 12 g,牡丹皮 12 g,牛膝 15 g,防己 10 g,木瓜12 g,薏苡仁20 g,秦艽 10 g,黄柏 10 g,苦参片 20 g,土伏苓 30 g,大青叶 15 g。水煎服,每天 1 剂。

2.火毒炽盛证型

治宜清火解毒,化浊利湿,方用黄连解毒汤加减。黄连 9 g,黄芩、黄柏各 6 g,栀子 9 g,苦参片 20 g,草薢 10 g,土茯苓 30 g,大青叶 15 g。每天 1 剂,水煎服。

### (二)西医治疗

1.内用疗法

可选用干扰素或阿昔洛韦等抗病毒治疗。

2.局部治疗

物理治疗可选用 $CO_2$ 激光、高频电刀电灼、液氮冷冻等。

药物外用可选用5%氟尿嘧啶或氟尿嘧啶注射液,3%须丁胺霜,80%～90%三氯醋酸溶液,10%～25%足叶草脂酊或0.5%足叶草毒素。外用药物治疗不如物理治疗的治愈高和复发率低。

## 七、预防与调摄

(1)加强个人修养,避免不洁性交。

(2)患者衣物等用品应消毒并与家人用品隔离,以防间接传染。

# 参考文献


[1] 李如珍.临床皮肤性病诊治学[M].天津:天津科学技术出版社,2021.

[2] 茅伟安,茅婧怡.临床皮肤病中西医结合诊疗手册[M].北京:科学出版社,2022.

[3] 杨志波.中医皮肤性病学[M].上海:上海科学技术出版社,2020.

[4] 佘远遥,田凤艳,王晶晶,等.中医特色治疗皮肤病[M].郑州:河南科学技术出版社,2020.

[5] 辛德辉.皮肤科疾病诊断与治疗方法[M].北京:中国纺织出版社,2021.

[6] 王雷作.皮肤病理学[M].南京:江苏凤凰科学技术出版社,2021.

[7] 于群.皮肤科常见病诊疗学[M].长春:吉林科学技术出版社,2019.

[8] 徐辉雄,郭乐航,王撬.皮肤疾病超声诊断学[M].上海:上海科学技术出版社,2020.

[9] 康旭,李红毅.中医皮肤外科学[M].北京:中国中医药出版社,2022.

[10] 常建民.色素性皮肤病[M].北京:中国科学技术出版社,2020.

[11] 白彦萍,王红梅,李元文,等.常见皮肤病的中医特色治疗[M].北京:人民卫生出版社,2020.

[12] 陈友义,黄黎珊.实用皮肤与形体美容[M].北京:中国中医药出版社,2022.

[13] 崔存柱.皮肤科疾病诊治[M].北京:科学技术文献出版社,2020.

[14] 王伟,刘颉.现代皮肤病临床诊治策略[M].北京:科学技术文献出版社,2020.

[15] 吴志华.现代皮肤科学[M].北京:人民卫生出版社,2022.

[16] 陶凯，郭锐，高中玉，等.皮肤激光美容与治疗图解[M].沈阳：辽宁科学技术出版社，2021.
[17] 杨东生.简明皮肤性病学[M].昆明：云南科技出版社，2019.
[18] 楚蔚琳.临床皮肤性病学[M].长春：吉林科学技术出版社，2020.
[19] 董秀平.皮肤病诊断与治疗方法[M].天津：天津科学技术出版社，2020.
[20] 李二来.美容皮肤治疗技术[M].北京：北京科学技术出版社，2022.
[21] 徐丹，吕乐春，起珏.皮肤病诊疗指南图文解读[M].昆明：云南科技出版社，2021.
[22] 蒙军.整合皮肤性病学研究初探[M].北京：科学技术文献出版社，2021.
[23] 刘岸.皮肤生理学[M].南京：南京大学出版社，2022.
[24] 韦无边.新编皮肤专科诊疗精粹[M].天津：天津科学技术出版社，2020.
[25] 姚树兰.现代皮肤性病诊治精要[M].沈阳：沈阳出版社，2020.
[26] 杨慧兰，高兴华.现代病毒性皮肤病学[M].北京：北京大学医学出版社，2022.
[27] 张金霞，朱秋霞，石文丽，等.慢性荨麻疹病人焦虑状况调查及影响因素分析[J].全科护理，2022，20(1)：125-127.
[28] 杨锐，张圣燕，葛连佳，等.白癜风中西医治疗概况[J].现代中西医结合杂志，2022，31(9)：1300-1305.
[29] 王兰，杨继章，张小宁，等.甲氨蝶呤治疗银屑病的药物基因组学文献分析[J].医药导报，2021，40(9)：1261-1268.
[30] 任建军，李志博，吴曦，等.153 例带状疱疹临床分析[J].临床医学研究与实践，2021，6(28)：33-35.
[31] 杜军兴.斑秃和失眠关系的研究进展[J].皮肤病与性病，2022，44(2)：132-135.